카라멜 마끼아또 다이어트

카라멜 마끼아또 다이어트

ⓒ 김성훈, 2022

초판 1쇄 발행 2022년 5월 25일

지은이   김성훈
펴낸이   이기봉
편집   좋은땅 편집팀
펴낸곳   도서출판 좋은땅
주소   서울특별시 마포구 양화로12길 26 지월드빌딩 (서교동 395-7)
전화   02)374-8616~7
팩스   02)374-8614
이메일   gworldbook@naver.com
홈페이지   www.g-world.co.kr

ISBN   979-11-388-0963-4 (03510)

CARAMEL MACCHIATO DIET

카라멜 마끼아또 다이어트

달콤한 커피 한 잔이
당신을 비만에서 해방시킨다

김성훈 지음

좋은땅

알아 두어라, 헬레나의 가증스런 미모 탓도 아니고 파리스 탓도 아니다. 그것은 신들의 가혹함 때문이다. 이 모든 부를 뒤엎고 트로이야를 그 정상에서 내동댕이치는 것은 신들이란 말이다. 보아라. 지금 네 눈을 가리어 네 인간적인 시력을 무디게 하고 우중충한 어둠으로 너를 에워싸고 있는 구름을 모두 걷어내겠다. 석조물들이 흩어져 있고 바위들이 바위들로부터 떨어져 나와 있고 연기와 먼지가 섞이며 물결치는 것을 네가 보고 있는 여기 이곳에서는 넵투누스가 거대한 삼지창으로 성벽들과 주춧돌들을 들어 올려 흔들고 있고, 도시 전체를 그 기초에서부터 뿌리째 뽑고 있다.[1]

– 베르길리우스, 《아이네이스》 –

---

1 베르길리우스, 《아이네이스》, 78쪽/제2권 601~611행 참고.

목차

제1편

다이어트는
커피 한 잔이면 충분하다

체코의 국경을 넘자 그는 소련 탱크 행렬과 마주치게 되었다.
그는 사거리에 차를 세우고 탱크가 지나갈 때까지 30분을
기다려야만 했다. 토마스는 "그래야만 한다!"를
되뇌었지만 금세 의심이 들기 시작했다.
정말 그래야만 할까?[2]
- 밀란 쿤데라, 《참을 수 없는 존재의 가벼움》 -

2 밀란 쿤데라, 《참을 수 없는 존재의 가벼움》, 42~43쪽.

그래야 할까? 정말 그래야만 할까?

1991년, 부산지방병무청.

입영대상자들의 신체검사가 있었다.

나도 신체검사를 받았다.

내 차례가 되어 체중계에 올라갔다.

97.5kg.

애매한 숫자다. 나는 키가 172cm다.

키가 이 정도인 사람은 98kg이 경계선이다.

98kg 미만은 보충역, 98kg 이상은 제2국민역.

쉽게 말해 98kg 미만은 방위, 이상은 면제다.

군의관이 체중계를 보면서 잠시 고민하는 듯했다.

일단 내려갔다가 다시 올라가라고 지시했다.

체중계에서 내려갔다가 다시 올라갔다.

여전히 97.5kg.

"4급 보충역."

내 체중은 그렇게 방위와 면제의 경계선에서 방황하다가,

방위로 낙찰되었다. 하지만 그것도 잠시였다.

체중이 조금씩 늘더니, 그해 겨울에 최고점을 찍었다.

101kg.

"오 마이 갓!"

날씬한 사람에게는 99kg이나 101kg이나 그게 그거다.

어차피 다 뚱뚱한 거다. 하지만, 당사자에게는 다르다.

100kg을 넘는 건 심리적 마지노선이 무너지는 충격….

나는 어릴 때부터 뚱뚱했다.

40대가 될 때까지 계속 뚱뚱했다.

뚱뚱한 건 나에게 일상이고 당연한 거였다.

그래도 100kg을 넘은 건 그때가 처음이었다.

"이건 좀 아니지."

정신이 번쩍 들었다.

억지로 적게 먹고,

억지로 운동해서,

억지로 살을 뺐다.

체중이 '조금' 줄어 간신히 다시 90kg대.

다행히 100kg대 체중은 그때가 마지막이었다.

그렇다고 날씬해졌냐 하면 그것도 아니다.

언제나 95kg을 중심으로 그 언저리를 왔다 갔다 했다.

좀 많이 먹었다 싶으면 100kg에 가까운 90대 후반.

열심히 다이어트하면 90kg에 가까운 80대 후반.

다이어트를 해도 나아지는 느낌이 없었다.

두부 다이어트, 사과 다이어트, 바나나 다이어트 등등…

여러 다이어트를 해 봤지만, 효과는 잠깐뿐이고,

지속적인 체중감량에는 모두 실패했다.

40대가 될 때까지 그렇게 살았다.

나는 늘 뚱뚱했고, 비만과 다이어트는 나의 일상이었다.

그러다가 건강검진을 받았는데 결과는 '고도비만'.

정상 체중보다 많이 뚱뚱하다는 통보였다.

의사는 즉시 17kg을 빼라고 했다.

당뇨 같은 질병에 걸릴 위험이 높다고 했다.

"즉시 살을 빼라?"

말은 쉽지만, 어떻게 살을 빼란 말인가?

내가 시도한 다이어트는 모두 실패했는데….

내가 살을 안 빼려고 안 뺐나?

빼려고 해도 안 빠지니 못 뺐지.

의사는 살을 빼라지만, 나에게는 방법이 없었다.

적게 먹고 많이 운동하라지만, 해 본 사람은 다 안다.

그게 얼마나 무의미한 충고인지.

말처럼 쉬우면 세상에 뚱뚱한 사람이 없겠지!

다이어트는 쉽지 않다.

살을 빼는 건 힘들고 고통스럽다.

나만 그런 게 아니다.

우리 모두 그렇다.

다이어트는 정말 쉽지 않다.

우린 그걸 당연하게 받아들인다.

다이어트는 원래 고통스러운 거다.

먹고 싶어도 참아야 하고,

운동하기 싫어도 해야 한다.

그래야 한다. 그래야만 살이 빠진다.

고통 없이는 아무것도 이루어지지 않는다.

날씬해지길 원하면 고통을 참아라.

이게 우리가 알고 있는 다이어트다.

"그런데 정말 그럴까?"

다이어트는 반드시 고통스러워야 할까?

즐거운 다이어트는 불가능할까?

정말 불가능할까?

먹고 싶은 대로 먹고,

운동은 하지 않고,

건강은 더욱 좋아지고,

요요도 생기지 않는 그런 방법이 없을까?

정말 없을까?

달콤한 커피 한 잔으로 다이어트한다

"살을 빼려면 적게 먹고 많이 운동해야 한다."

이건 상식이다. 누구나 이렇게 알고 있다.

적게 먹고 많이 운동해야 살이 빠진다.

살을 빼려면 먹고 싶어도 참아야 한다.

살을 빼려면 하기 싫어도 운동해야 한다.

다들 이렇게 생각한다.

하지만, 잘못된 생각이다. 착각한 거다.

이런 방법은 실패할 수밖에 없다.

구조적으로 실패하도록 되어 있다.

다만 우리가 그 구조를 모르는 것뿐이다.

주위를 한 번 둘러봐라.

모두 이렇게 다이어트하고 있다.

그리고 모두 실패하고 있다.

그런데도 계속 이런 실수를 반복한다.

제대로 알지 못하기 때문이다.

적게 먹으려 해도 적게 먹어지지 않는다.

많이 운동하려 해도 그렇게 안 된다.

살이 빠질 정도로 운동하는 건 거의 불가능하다.

이런 방법으로는 안 된다.

안 된다는 게 분명하다.

다른 방법이 필요하다.

다이어트는 즐겁고 유쾌해야 한다.

귀찮고 힘든 다이어트는 잘못된 방법이다.

우리는 그동안 잘못 알고 있었다.

엉뚱한 일을 하고 있었다.

엉뚱한 일을 다이어트라고 착각했다.

어리석은 짓을 한 거다.

실패할 수밖에 없었다.

이제껏 알고 있던 것을 다 잊어라!

처음부터 다시 시작한다.

굶는 다이어트는 이제 그만한다.

운동하는 다이어트도 이제 그만한다.

다이어트를 위해 굶을 필요가 없다.

운동할 필요도 없다.

아무것도 안 해도 된다.

지금까지 먹던 대로 먹는다.

지금까지 살던 대로 산다.

아무것도 바꿀 필요 없다.

단 하나만 바꾼다!

매일 한 잔씩 카라멜 마끼아또를 마신다.

아니, 한 잔도 필요 없다.

반 잔 정도면 충분하다.

그것만으로도 다이어트에 성공한다.

비만에서 탈출하고 조각상처럼 날씬해진다.

오로지 에너지 섭취량과 사용량의 차이가 결정한다

말은 좋은데, 뭔가 좀 이상하다.

먹는 것도 그대로 먹고, 운동도 하지 않는데…

어떻게 살이 빠지지?

달콤한 커피를 한 잔씩 마신다고…

정말 살이 빠질까?

오히려 살이 더 찌는 거 아냐?

이런 생각이 든다.

하지만, 사실이 그렇다. 살이 빠진다.

제대로 알고, 제대로 하면 살이 빠진다.

조각상처럼 날씬해진다.

살이 찌고 빠지는 원리는 하나다.

에너지 섭취량과 사용량의 차이다.

섭취량이 사용량보다 많으면 살이 찐다.

섭취량이 사용량보다 적으면 살이 빠진다.

섭취량과 사용량이 같으면 그대로 유지된다.

살이 찌고 빠지는 원리

섭취량 〉 사용량 ⇒ 체중증가
섭취량 〈 사용량 ⇒ 체중감소
섭취량 = 사용량 ⇒ 현상유지

그 이외의 다른 이유는 없다.

우리가 날씬하기를 원하건, 뚱뚱하기를 원하건,

다이어트를 하건 다이어트를 하지 않건,

식사를 제대로 하건 제대로 하지 않건,

운동을 하건 운동을 하지 않건,

달콤한 커피를 마시건 마시지 않건,

그런 건 중요하지 않다.

오로지 에너지 섭취량과 사용량의 차이가 결정한다.

어떤 생각을 가지고, 어떤 행동을 하건 관계없다.

이걸 잊으면 안 된다.

오로지 에너지 섭취량과 사용량의 차이가 결정한다.

그래서 살을 빼는 방법도 둘밖에 없다.

(1) 에너지 섭취량이 사용량보다 작아지게 만드는 것.

(2) 에너지 사용량이 섭취량보다 커지게 만드는 것.

살을 빼는 방법

(1) 에너지 섭취량이 사용량보다 작아지게 만드는 것.
(2) 에너지 사용량이 섭취량보다 커지게 만드는 것.

섭취량을 작아지게 만들려면 적게 먹어야 한다.

사용량을 커지게 만들려면 많이 운동해야 한다.

살을 빼려면 '적게 먹거나, 많이 운동해야 한다.'

그런데, 적게 먹거나 많이 운동한다는 게 쉽지 않다.

음식을 보면 먹고 싶다.

먹고 싶은 식욕을 참는 건 괴롭다.

운동하는 건 귀찮다. 하기 싫다.

하기 싫은 운동을 하는 건 괴롭다.

살을 빼려면 괴로워도 해야 한다.

다른 방법이 없을 것 같다.

지금 우리 앞에는 두 개의 길이 있다.

하나는 뚱뚱하게 사는 길이다.

하고 싶은 대로 하고 사는 거다.

먹고 싶은 대로 먹고, 운동은 하지 않는다.

하고 싶은 대로 하니 즐겁다.

반면 뚱뚱해져서 괴롭다.

다른 하나는 다이어트를 하는 길이다.

살이 빠져 날씬해지는 건 즐겁다.

하지만 다이어트하는 게 괴롭다.

괴로워도 억지로 다이어트한다.

먹고 싶어도 억지로 참고 먹지 않는다.

운동하기 싫어도 억지로 운동한다.

억지로 참고, 억지로 운동하니 괴롭다.

어느 길로 가도 결국 괴롭다.

많은 사람들이 두 번째 길을 선택한다.

억지로 적게 먹고, 억지로 많이 운동한다.

그러면 살이 빠질 거라 생각한다.

하지만, 오해다. 방법이 잘못되었다.

이런 방법으로는 안 된다.

고생만 하고 건강만 해친다.

살이 빠지지 않는다.

빠져도 날씬한 상태를 유지하지 못한다.

다른 방법이 필요하다.

괴로움에서 벗어나야 한다.

비만의 괴로움에서 벗어나야 하지만,

다이어트의 괴로움에서도 벗어나야 한다.

고통스러운 다이어트는 성공할 수 없다.

즐거운 다이어트만 성공할 수 있다.

성공하려면 그 방법이 즐거워야 한다.

즐거우면서도 날씬해지는 제3의 길.

우리에게는 이런 길이 필요하다.

성공하려면 제3의 길을 찾아야 한다.

우리는 고통스러운 걸 싫어한다.

억지로 하는 일은 하기 싫어한다.

우리는 즐거운 걸 좋아한다.

즐거운 일은 계속 하고 싶어 한다.

다이어트도 즐거운 방법이 되어야 한다.

즐거워야 계속 할 수 있다.

억지로 적게 먹는 건 고통스럽다. 하기 싫다.

억지로 운동하는 건 고통스럽다. 하기 싫다.

하기 싫은 걸 억지로 하면 안 된다.

반면, 먹고 싶은 대로 먹는 건 즐겁다.

먹고 싶은 대로 먹고 싶다.

하기 싫은 운동은 하지 않는 게 즐겁다.

운동을 하지 않는 걸 하고 싶다.

카라멜 마끼아또는 달콤하고 맛있다.

달콤한 커피를 마시면 즐겁다. 마시고 싶다.

마음껏 먹고, 운동하지 않고, 달콤한 커피를 마신다.

이건 즐겁다. 계속할 수 있다. 그래서 계속한다.

그러면서도 에너지 섭취량을 대폭 줄인다.

섭취량이 사용량보다 작아진다.

섭취량이 사용량보다 작아지면 살이 빠진다.

거듭 말하지만 살이 빠지는 데는 다른 이유가 없다.

오로지 에너지 섭취량과 사용량의 차이가 결정한다.

원하는 대로 먹든 억지로 먹지 않든,

원하지 않는 운동을 하든 하지 않든,

에너지 섭취량이 사용량보다 작아지면 살이 빠진다.

다이어트 과정이 괴롭든 즐겁든 중요하지 않다.

괴롭다고 살이 빠지는 게 아니다.

즐겁다고 살이 빠지지 않는 것도 아니다.

오로지 에너지 섭취량과 사용량의 차이가 결정한다.

그러니 먹고 싶은 대로 먹는다. 운동은 필요 없다.

매일 카라멜 마끼아또를 한 잔씩 마신다.

섭취량이 대폭 줄고, 섭취량이 사용량보다 작아진다.

살이 빠진다. 빠질 수밖에 없다.

이게 제3의 길이다.

이게 '카라멜 마끼아또 다이어트'다.

카라멜 마끼아또로 즐겁게 에너지 섭취량을 줄인다

그런데, 여기서 다시 의문이 생긴다.

"길이 둘밖에 없는데, 어떻게 제3의 길을 갈 수 있을까?"

"마음껏 먹고 어떻게 에너지 섭취량을 줄일 수 있을까?"

"정말 커피 한 잔이 에너지 섭취량을 줄일 수 있을까?"

먹고 싶은 대로 먹고, 운동은 하지 않는다.

그러면, 섭취량이 사용량보다 많아질 것 같다.

먹는 양이 쓰는 양보다 많아질 것 같다.

"정말 그럴까?"

"정말 그럴 수밖에 없을까?"

여기가 함정이다. 그 생각이 착각이다.

물론, 섭취량이 사용량보다 많아질 가능성이 높다.

하지만 반드시 그런 건 아니다.

반드시 그럴 거란 생각은 착각이다.

표면적으로 사고하기 때문에 착각한다.

지금 우리는 식욕과 비만을 표면적으로만 사고한다.

수박 겉핥기식으로 겉에서만 파악한다.

그 결과 실재의 모습을 보지 못하고, 고정관념에 빠진다.

고정관념이 보여 주는 세계를, 보여 주는 만큼만 본다.[3]

식욕과 비만도 보여 주는 만큼만 안다.

수박 껍질만 맛본 사람이 수박의 진짜 맛을 알 수 없듯이,

표면적 사고로는 식욕과 비만의 진짜 의미를 알 수 없다.

껍질을 핥을 때 느끼는 맛은 수박의 진짜 맛이 아니다.

수박의 진짜 맛을 알려면 껍질에 머물러서는 안 된다.

껍질을 뚫고 그 안으로 들어가야 한다.

식욕, 비만, 다이어트도 이와 같다.

진짜 의미를 알려면 표면에 머물러서는 안 된다.

표면의 장막을 뚫고 심층으로 들어가야 한다.

표면에 보이는 현상은 그저 겉모습일 뿐이다.[4]

표면적인 사고를 벗어나면 새로운 세계가 열린다.[5]

즐겁게 다이어트하는 수많은 방법들이 있다.

먹고 싶은 대로 먹고, 살고 싶은 대로 살아도 날씬해진다.

그 방법들 중 하나가 '카라멜 마끼아또 다이어트'다.

---

3 마르틴 하이데거, 《존재와 시간》, 122~124쪽; 미셸 푸코, 《지식의 고고학》, 155~165쪽
　참고.

4 미셸 푸코, 《말과 사물》, 387쪽, 429~430쪽 참고.

5 식욕의 표면세계와 심층세계에 대한 개략적인 모습은 293쪽 '식욕 구조의 개요도'를
　참고하기 바란다.

하지만 지금 우리는 이런 세계를 보지 못한다.

고정관념이 보여 주는 표면 세계에 갇혀 있어

식욕이나 비만의 본질이 무엇인지 모른다.[6]

식욕이 왜 생겨나고, 어떻게 생겨나는지 모른다.

그걸 모르니 어떻게 해야 사라지는지도 모른다.

비만이 어떤 상태이고, 그게 뭘 의미하는지 모른다.

그러니 다이어트를 어떻게 해야 하는지도 모른다.

'즐거운 다이어트'라는 말 자체가 이해되지 않는다.[7]

즐거운 다이어트를 시도해 볼 엄두가 나지 않는다.

"마음껏 먹고 운동하지 않으면서 살을 뺀다고?"

"살을 빼기 위해 달콤한 커피를 마신다고?"

이건 미친 사람의 헛소리처럼 들린다.

살을 빼는 게 아니라, 오히려 더 찌게 만들 것 같다.

크게 지혜로운 것은 어리석어 보인다

병에 걸렸을 때 표면적으로는 병의 증상이 생긴다.
눈에 보이는 건 발열 같은 현상이다.

---

6 미셸 푸코, 《말과 사물》, 338쪽 참고.

7 이는 비유하자면 수박의 겉만 핥아 본 사람이 '달콤한 수박'이라는 말을 이해하지 못하는
것과 같다.

표면적인 사고는 심층을 문제삼지 않는다.[8]

보이는 현상만 본다. 열만 낮추면 될 것 같다.

열을 낮추는 건 고작해야 얼음찜질 정도다.

하지만, 열을 낮춘다고 병이 낫지는 않는다.

표면 위의 현상을 만드는 힘은 표면 아래에 있다.

표면 아래의 심층에서는 두 힘이 대립하고 있다.

면역 체계의 힘과 세균의 힘이 대립한다.

그 싸움의 결과가 표면에 드러난 것이 발열 현상이다.

표면 위에 보이는 현상을 이해하려면,

표면 아래 보이지 않는 세계를 보아야 한다.

표면 위에 보이는 세계를 바꾸려면,

표면 아래 보이지 않는 힘들의 관계를 조정해야 한다.

얼음찜질은 표면 위의 현상을 조정한다.

치료와 예방접종은 표면 아래 힘들을 조정한다.

치료는 세균의 힘을 줄여 병을 물리친다.

예방접종은 면역 체계의 힘을 높여 병을 물리친다.

그런데, 예방접종은 표면적 사고로는 이해할 수 없다.

겉으로만 보면 병균을 몸에 넣는 거다.

"병을 막기 위해 몸에 병균을 넣는다고?"

"죽으려고 환장했군!"

이런 미친 짓이 세상에 어디에 있겠는가?

몸에 독을 집어넣는 거나 다를 바 없다.

상식적으로 도저히 이해할 수 없는 행동이다.[9]

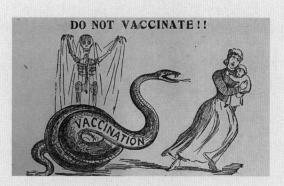

[예방접종을 하지 마라!!]

표면 아래 힘들의 작동과정을 보지 못하기 때문이다.
정말 어려운 건 이 고정된 시선을 벗어나는 거다.
상식이 보여 주는 사고의 표면을 벗어나야 한다.
표면을 벗어나 표면 아래 심층을 보아야 한다.
그래야 새로운 길이 열리고, 새로운 시도가 가능하다.[10]

---

8 미셸 푸코, 《임상의학의 탄생》, 33~34쪽 참고.

9 실제로 18세기 말 제너(Edward Jenner)는 우두접종을 실시하여 성공하지만, 그 자신도
우두접종이 천연두를 예방하는 메커니즘을 알지는 못했다. 예방접종은 당시의 의학
수준으로는 이해하거나 설명할 수 없는 현상이었고(미셸 푸코, 《안전, 영토, 인구》,
92~94쪽 참고), 그에 대한 두려움은 예방접종을 반대하는 사회적 운동을 일으켰다.
여기의 그림은 예방접종(Vaccination)을 해골과 큰 뱀으로 표현하여 그에 대한 두려움을
보여 준다. 이렇게 심층의 과정이 밝혀지지 않은 방법은 오해와 두려움을 불러일으킨다.
다이어트에서도 마찬가지다. 식욕이 만들어지는 심층을 이해하지 못하면 오해와
두려움이 생기고, 새로운 방법을 이해할 수도, 시도할 수도 없다.

10 문제가 되고 있는 쟁점은 세계에 대한 지각의 변화, 그리고 이를 통해 현실 속에서

지금 우리는 표면적인 사고에 갇혀 있다.

식욕이나 비만의 본질이 뭔지 모른다.

더 큰 문제는 전문가들도 모른다는 거다.

일반인만 모르는 게 아니라 전문가들도 모른다.

전문가들도 전문가의 시선을 갖추지 못했다.

그래서 표면적인 사고에 갇혀 있다.

그들도 식욕과 비만의 본질이 뭔지 모른다.

비만과 다이어트에 대한 전문가는 많지만,

비만과 다이어트에 대해 알고 있는 전문가는 없다.

단 한 명도 없다. 모두 엉터리다.

비유하면 맹인이 맹인을 인도하는 것과 같다.

보지 못하기 때문에 구덩이를 피하지 못한다.

함께 구덩이에 빠져 고통을 당한다.

전문가도 일반인도 고통에서 헤어나지 못하고 있다.

여기서 벗어나는 건 쉽지 않다. 하지만 벗어나야 한다.

우리는 우리가 볼 수 있는 것만 본다.

고정관념이 우리에게 보여 주는 것을,

원하는 변화를 유발할 수 있는 실현 가능성으로 압축됩니다. 다른 말로 하자면, '세계에 대한 지각을 변화시킴으로써 현실을 변화시키는 것'이지요(지그문트 바우만 외, 《사회학의 쓸모》, 208쪽을 참고하여 일부 수정).

보여 주는 만큼만, 보여 주는 방식대로만 본다.

전체 모습은 결코 우리에게 보이지 않는다.[11]

나머지는 볼 수 있는 세계 속으로 들어오지 못한다.

그래서 우리는 보고 있어도 그걸 보지 못한다.

그걸 보려면 새로운 지식의 장이 필요하다.[12]

새로운 지식의 장이 열리려면 근본 개념들이 있어야 한다.[13]

비만과 다이어트에도 그런 근본 개념들이 있다.

식욕, 먹는 행동, 음식물, 비만 현상, 다이어트 행동 등이다.

이걸 제대로 알지 못하면 즐거운 다이어트가 불가능하다.

그냥 표면적으로가 아니라 제대로 알아야 한다.

개념의 표면을 뚫고 들어가 그 실체를 밝혀내야 한다.[14]

그중에서도 가장 핵심적인 개념은 '식욕'이다.

식욕의 비밀이 풀리면 나머지 비밀들도 하나씩 풀린다.

식욕의 구조는 비만의 비밀을 푸는 열쇠와 같다.[15]

---

11 전체는 결코 말해지지 않는다. 결국 말해진 것은 상대적으로 극소수이다(미셸 푸코, 《지식의 고고학》, 172~173쪽).

12 미셸 푸코, 《담론의 질서》, 30~33쪽 참고.

13 마르틴 하이데거, 《존재와 시간》, 24~26쪽 참고.

14 앙리 베르그송, 《사유와 운동》, 105~108쪽 참고. 언어의 폐쇄된 세계 안으로 뚫고 들어간 사람에게만 사물은 자신의 모습을 보인다(미셸 푸코, 《임상의학의 탄생》, 197쪽).

15 식욕을 만드는 힘들과 그 힘들의 대립이 만들어 내는 식욕의 구조에 대해서는

제일 먼저 할 일은 식욕이라는 개념의 표면을 뚫고 들어가

식욕을 현재의 모습으로 만드는 구조를 파악하는 거다.[16]

안타깝지만 현대 사회는 식욕의 심층을 보는 관점이 없다.

우리는 아직 그런 지식의 장(場)을 만들지 못했다.

이건 현대 사회가 가진 지식의 한계다.[17]

그래서 전문가들도 표면적으로 사고할 수밖에 없다.

그들도 표면 위로 드러난 결과만 보고 있다.

표면 아래 심층에서는 힘들이 대립하고 있다.

현재의 식욕은 힘들이 대립하여 만든 균형점이다.

대립의 결과가 표면으로 드러난 거다.

뚱뚱한 사람은 높은 체중에서 힘이 균형을 이루고 있다.

이 높은 균형점을 낮은 균형점으로 옮겨야 한다.

260~287쪽을 참고하기 바란다.

16 단어들과 문장들과 명제들을 열어젖혀라. 성질과 사물과 대상을 열어젖혀라. 단어들과
언어로부터 각각의 지층 및 다양한 문턱에 상응하는 언표들을 추출해야 하며 사물과
시선으로부터 가시성을, 그리고 하나하나의 지층에 고유한 자명성들을 추출해야 한다.
언표는 결코 은폐되어 있지 않지만, 그렇다고 해서 직접 해독할 수 있거나 말할 수 있는
것도 아니다(질 들뢰즈, 《들뢰즈의 푸코》, 88쪽 참고).

17 어떤 과학도 결코 다른 과학의 부재나 실패, 심지어는 다른 과학이 마주친 장애로부터
탄생할 수는 없다. 새로운 과학을 가능하게 하는 것은 새로운 지식의 장이다(미셸
푸코, 《말과 사물》, 196쪽을 참고하여 일부 수정).

체온은 표면 아래의 힘들이 대립한 결과다

인간의 체온은 대략 36.5도로 일정하다.

겉으로 보면 인간의 체온은 원래 36.5도인 것 같다.

하지만 표면으로 드러나는 현상일 뿐이다.

표면 아래에서는 힘들이 대립하고 있다.

하나의 힘은 체온을 아래로 끌어내린다.

다른 힘은 체온을 위로 밀어 올린다.

이 두 힘이 대립하여 만든 균형점이 36.5도다.[18]

그런데, 병이 나면 체온의 균형점이 위로 올라간다.

체온을 밀어 올리는 힘에 병의 힘이 더해진다.

끌어내리는 힘보다 밀어 올리는 힘이 더 커진다.

열이 나고 더 높은 체온에서 균형이 이루어진다.

고열은 병의 힘이 만드는 잠정적인 균형점이다.

병이 사라지면 함께 사라지는 일시적 안정상태다.

고열의 환자는 높은 체온에서 균형을 이루고 있다.

이 높은 균형점을 낮은 균형점(36.5도)으로 옮겨야 한다.

얼음찜질은 일시적으로 열을 낮출 수 있을 뿐이다.

근본적으로는 심층의 힘들을 조정해야 한다.

체온을 밀어 올리는 병의 힘을 제거해야 한다.

병의 힘이 사라지면 고열도 사라진다.

인간의 체중도 이와 같다.

겉으로 보면 일정하지만, 그건 드러나는 현상이다.

표면 아래에서는 힘들이 대립하고 있다.

하나의 힘은 체중을 아래로 끌어내린다.

다른 힘은 체중을 위로 밀어 올린다.

이 두 힘이 대립하여 만든 균형점이 인간의 체중이다.

그런데, 인공적 기술이 균형점을 더 높이 끌어올린다.

체중을 밀어 올리는 힘에 기술의 힘이 더해진다.

끌어내리는 힘보다 밀어 올리는 힘이 더 커진다.

과식하고 더 높은 체중에서 균형이 이루어진다.

비만은 기술의 힘이 만드는 잠정적인 균형점이다.

기술의 힘 사라지면 함께 사라지는 일시적 안정상태.

뚱뚱한 사람은 높은 체중에서 균형을 이루고 있다.

이 높은 균형점을 낮은 균형점으로 옮겨야 한다.

기존의 다이어트는 일시적으로 낮출 수 있을 뿐이다.

근본적으로는 심층의 힘들을 조정해야 한다.

체중을 밀어 올리는 기술의 힘을 제거해야 한다.

기술의 힘이 사라지면 비만도 사라진다.

하지만, 표면적인 사고만 하고 있으면,

식욕이나 비만이 균형 상태라는 사실 자체를 모른다.

어떤 힘들이 이 균형점을 만드는지 모른다.

그러니 그 힘들이 어떻게 작동하는지 모른다.

이 균형점이 왜 안정적으로 작동하는지 모른다.

---

18 밀어 올리는 힘이 사라지면 체온이 떨어진다. 죽은 사람의 시체가 싸늘한 이유가 이 때문이다. 죽으면 체온을 밀어 올리는 힘이 사라지고, 주변의 온도와 같아질 때까지 점점 체온이 떨어져 낮은 온도(주변의 온도)에서 균형을 이룬다.

그러니 균형점을 어떻게 벗어날 수 있는지 모른다.

이 균형점 외에 다른 어떤 균형점이 있는지 모른다.

그러니 그걸 어디에서 찾을 수 있는지 모른다.

찾아도 어떻게 거기로 갈 수 있는지 모른다.

가도 어떻게 거기에 머무를 수 있는지 모른다.

도대체 뭘, 어디서, 어떻게 해야 할지,

여기를 떠나 도대체 어디로 가야 할지 모른다.

아무것도 모른다. 완전히 무지하다.

그래서 다이어트라는 게 뒤죽박죽이고, 엉망진창이다.

주먹구구식으로 이것저것 닥치는 대로 한다.

자기가 하는 행동이 어떤 의미인지 모르고 한다.

열심히는 하지만 뭘 하는지도 모르고 열심히만 한다.

이렇게 막무가내로 다이어트하니 그 과정이 괴롭다.

스스로 괴로움을 만들고, 스스로 괴로워한다.

어리석은 짓이다. 이런 어리석음에서 벗어나야 한다.

식욕의 구조가 파악되면 비만에 대한 관점이 바뀐다.

그 관점이 바뀌면 다이어트에 대한 관점도 바뀐다.[19]

---

19 언표가 은폐되어 있지 않은 것이 사실이라 해도, 그것은 그럼에도 불구하고 가시적이지
않다. 그것은 표면들과 특성들의 명시적인 운반자로서 지각에 스스로를 노출시키지
않는다. 언표를 식별해 내고 그를 그 자체로서 직시할 수 있기 위해서는 시선과 태도의
어떤 전환이 필요하다(미셸 푸코, 《지식의 고고학》, 161쪽 참고). 식욕과 비만 역시

사실 살을 빼는 것 그 자체는 어렵지 않다.

살이 빠지는 건 '쉽다', '어렵다'의 문제가 아니다.

그 자체는 자연적인 힘이 실현되는 과정이다.

중력의 작용으로 물건이 아래로 떨어지는 것과 같다.

표면 아래에는 체중을 아래로 끌어당기는 힘이 있다.

과식을 억제하는 자연의 힘이다.

비유하면 '체중의 중력'이라 부를 수 있다.

살이 빠지는 건 체중의 중력이 작동하는 거다.

그 힘에 의해 높은 체중이 낮은 체중으로 떨어진다.

우리의 생각이나 의지와는 관계없다.

그 힘이 실현되는 조건만 갖추어지면 실현된다.

봄에 수많은 꽃잎들이 땅으로 떨어지는 것처럼,

여름에 수많은 빗방울들이 땅으로 떨어지는 것처럼,

가을에 수많은 낙엽들이 땅으로 떨어지는 것처럼,

겨울에 수많은 눈송이들이 땅으로 떨어지는 것처럼,

나뭇가지에서 사과가 땅으로 떨어지는 것처럼,

하늘로 던진 공이 다시 땅으로 떨어지는 것처럼,

공중으로 쏜 포탄이 다시 땅으로 떨어지는 것처럼,

자연의 힘에 따라 자연적으로 이루어진다.

숨겨져 있지는 않지만, 보이지도 않는다. 바르게 다이어트 하기 위해서는 먼저 식욕과 비만을 바르게 보아야 하고, 바르게 보기 위해서는 시선과 태도의 전환이 필요하다.

하지만 현재는 그 힘이 실현되지 않고 있다.

실현을 방해하는 조건이 갖추어져 있기 때문이다.

표면 아래의 다른 힘이 중력의 실현을 막고 있다.

체중을 위로 밀어 올리는 '체중의 부양력'이다.

부양력은 과식을 유발하여 체중을 위로 밀어 올린다.

중력과 부양력, 이 두 힘이 팽팽하게 맞서고 있다.

하나는 아래로, 하나는 위로 끌어당긴다.

현재의 체중은 중력과 부양력이 대립한 결과다.

'부양력'이 제거되면 '중력'은 저절로 실현된다.

우리는 이런 구조를 모른다. 몰라도 전혀 모른다.

전문가들도 마찬가지다. 그들도 완전히 무지하다.

모르니 엉뚱한 방법으로 다이어트한다.

식욕을 억지로 참는다. 체중을 억지로 내리누른다.

누르는 힘이 커지고, 잠시 체중이 내려간다.

누르는 힘을 멈추면 올라간다.

다시 누르고, 다시 그만두고, 다시 올라간다.

아무리 해도 이 과정이 변하지 않고 반복된다.

부양력도 실현되는 조건만 갖추어지면 실현된다.

고무공을 수면 아래로 내리누르는 것과 같다.

누르는 손을 놓으면 바로 다시 떠오른다.

고열의 환자에게 얼음찜질을 하는 것과 같다.

잠시 체온이 내려가지만, 곧 다시 올라간다.

표면 아래의 원인을 그대로 놓아둔 채,

표면 위의 현상만 조정하기 때문이다.

이런 방법으로는 안 된다.

고통스럽고, 건강을 해치고, 지속 가능하지 않다.

잘못된 다이어트 방법이다.

여기서 벗어나 바르게 다이어트해야 한다.

바른 다이어트는 즐겁고, 건강하고, 지속 가능하다.

이를 위해서는 먼저 식욕의 구조가 파악되어야 한다.

구조가 파악되어야 비로소 부양력이 작동하는 조건이 보인다.

조건이 보여야 그 조건을 제거하는 방법을 찾을 수 있다.

부양력이 작동하는 조건을 제거한다.

조건을 제거하면 부양력이 사라진다.

부양력이 사라지면 과식하는 식욕이 사라진다.

과식하는 식욕이 사라져 마음껏 먹어도 과식하지 못한다.

과식하지 못하면 에너지 섭취량이 줄어든다.

에너지 섭취량이 사용량보다 작아진다.

자연적인 중력이 실현되어 체중이 아래로 내려간다.

다이어트가 괴로운 건 욕망을 거스르기 때문이다.

표면에 드러난 식욕(욕망)과 반대로 행동한다.

이미 만들어진 욕망을 거스르니 괴로울 수밖에 없다.

반면 표면 아래에서 조정하는 건 괴로움과 관계없다.

즐거울 수도 있고 괴로울 수도 있다.

우리는 즐거운 걸 좋아하고, 괴로운 걸 싫어한다.

그래서 즐겁게 힘을 조정하는 방법을 찾는다.

섭취량이 줄어 살이 빠지고, 살이 빠지니 다이어트다.

다이어트를 하지만 즐거운 작업이다.

그게 '즐거운 다이어트'다.

즐거운 다이어트는 여러 가지 방법이 있을 수 있다.

그중 하나가 '카라멜 마끼아또 다이어트'다.

제2편

마음이 원하는 대로 하도록
내버려 둬라

프랑스 재무장관 콜베르[20]가 어느 상인에게 물었다.

"당신들을 위해 내가 무엇을 해 줬으면 좋겠소?"

그러자 상인이 대답했다.

"저희를 위한 일이오? 우리를 내버려 두시면 됩니다."[21]

– 미셸 푸코, 《생명관리정치의 탄생》 –

---

20 장바티스트 콜베르(Jean-Baptiste Colbert, 1619~1683)는 프랑스 중상주의 정치가로
   루이 14세 때 재무장관을 역임했다.

21 미셸 푸코, 《생명관리정치의 탄생》, 47쪽 참고.

당신은 당신 몸의 주인이다. 몸을 현명하게 통치하라!

당신이 당신 몸을 통치하는 군주라고 생각해 보자.

지금 당신은 전제군주와 비슷한 입장에 있다.

과거의 군주들은 항상 곡물 가격에 주의했다.

곡물값이 상승하면 식량난이 생긴다.

사람들이 굶어 죽고, 폭동, 반란이 일어난다.

사람들에게는 재앙이고, 군주에게는 파국이다.[22]

그래서 군주는 항상 곡물값을 낮추려고 한다.

시장에 직접 개입해서 곡물값을 통제한다.

곡물값이 낮게 고정된다.

곡물값은 낮아지지만, 식량난의 통제는 실패한다.[23]

식량난은 반복된다.

사람들은 군주의 의도대로 움직여 주지 않는다.

사물과 인간의 본성에 따라 움직인다.

개입하려면 먼저 사물과 인간의 본성을 알아야 한다.

---

22 미셸 푸코, 《안전, 영토, 인구》, 57쪽.

23 미셸 푸코, 《안전, 영토, 인구》, 59~61쪽 참고.

본성을 무시하고 직접 개입하는 건 어리석은 짓이다.[24]

당신 몸을 통치하는 당신에게도 임무가 있다.

지금 당신의 몸은 비만 상태에 있다.

당신은 당신의 체중 수치에 주의해야 한다.

체중값이 상승하면 뚱뚱해진다.

건강이 나빠지고, 뚱뚱한 외모가 된다.

나빠진 건강, 뚱뚱한 외모는 당신에게 고통을 준다.

그래서 당신은 항상 체중값을 낮추려고 한다.

에너지 섭취와 사용에 직접 개입해서 통제하려 한다.

군주가 명령하듯 당신은 당신 몸에 의지로 명령한다.

'적게 먹고 운동을 많이 하라'는 식이다.

억지로 적게 먹고, 억지로 운동을 많이 한다.

체중값이 일시적으로는 낮아진다.

일시적으로 낮아지지만 다이어트는 실패한다.

이런 과정이 반복된다.

당신 몸이 당신 의지대로 움직여 주지 않는다.

당신 몸은 식욕과 비만의 본성에 따라 움직인다.

---

24 본질은 구조이다. 본질은 감성적 세계의 저 위에 있지 않다. 저 밑 또는 자신의 깊이 가운데, 자신의 두께 속에 있다(모리스 메를로-퐁티, 《보이는 것과 보이지 않는 것》, 319쪽 참고).

개입하려면 먼저 그것들에 대해 알아야 한다.

본성을 무시하고 직접 개입하는 건 어리석은 짓이다.

한번 생각해 봐라.

'억지로 적게 먹고, 억지로 많이 운동하는 것.'

지금 당신이 하는 다이어트라는 게 이런 거 아닌가?

구체적인 방법은 다르지만, 근본적으로는 같다.

이런 방법으로는 다이어트에 성공할 수 없다.

당신도 성공할 수 없다는 걸 느끼고 있을 거다.

다만 다른 방법이 없는 것뿐이다.

그래서 잘못된 방법에 집착한다.

"다이어트에 성공하는 다른 방법은 정말 없을까?"

사물과 사람의 본성에 따라 통치한다[25]

러시아의 예카테리나 여제[26]가 리비에르[27]에게 물었다.

"국가를 잘 다스리는 왕도가 무엇인가요?"

리비에르가 대답했다.

"질서를 유지하고 법을 준수하는 것입니다."

"그러면 어떤 토대 위에 법을 놓아야 할까요?"

"하나의 토대입니다. 바로 사물과 사람의 본성입니다."

국가를 통치하려면 사물과 사람의 본성에 따라야 한다.

당신의 몸을 통치하는 다이어트도 같다.

식욕과 비만의 본성에 따라야 한다.

인간과 사물은 고유한 결이 있다.

그 결을 무시하고 막무가내로 하면 안 된다.

"내가 내 몸의 주인이니 내 마음대로 하겠다."

"무조건 시키는 대로 해라!"

"굶기 싫어도 굶어라!"

"하기 싫어도 운동해라!"

이런 식이면 곤란하다.

몸이 당신의 의지를 따라 주지 않는다.

사람들이 군주의 의지대로 움직여 주지 않는 것과 같다.

일시적으로는 몸을 통제할 수 있지만, 곧 실패한다.

의지로 식욕을 억누르겠다는 생각은 어리석다.

의지는 식욕을 완전히 누를 만큼 강하지 않다.[28]

---

25 헨리 히그스, 《프랑소와 케네와 중농주의자》, 96쪽 참고.

26 예카테리나 2세(Catherine II, 1729~1796)는 러시아 제국의 황제 표트르 3세의 황후로서 섭정하다가, 1762년 표트르 3세를 폐위시키고 자신이 제위에 올라 여제가 된다.

27 리비에르(Pierre-Paul Le Mercier de La Rivière, 1719~1801)는 프랑스 중농주의 경제학자다.

28 조셉 르두, 《느끼는 뇌》, 404쪽 참고.

하지만 지금 우리는 그런 걸 생각하지 않는다.

기존의 고정관념을 너무 쉽게 받아들인다.

너무 쉽게 승낙하고, 맹목적으로 따라 할 뿐이다.

식욕과 비만에 대해서는 잘 알고 있다고 생각한다.

너무 잘 알고 있다고 생각해서 신경 쓰지 않았다.

그러는 사이에 우리는 점점 무지해졌다.

비만에서 벗어나는 길도 잃어버렸다.[29]

우리가 길을 잃은 것은 어떤 잘못을 해서가 아니라,

오로지 바르게 알지 못하는 결함 때문이다.

이제 새로운 길을 가야 한다.

"어떻게 해야 다이어트에 성공할 수 있을까?"

결론부터 말하면 방임해야 한다.

마음 가는 대로 내버려 둔다.

마음이 하고 싶어 하는 걸 하도록 내버려 둔다.

먹고 싶으면 먹고,

먹기 싫으면 먹지 않는다.

먹다가도 더 먹고 싶으면 더 먹고,

---

29 인간이 본질적으로 각기 그의 가능성으로 존재하기에, 그는 그의 존재에서 자기 자신을 "선택할" 수 있고 획득할 수 있다. 인간은 자기 자신을 상실할 수도 있으니, 다시 말해서 결코 획득하지 못하고 그저 "겉보기에만" 획득할 수도 있다(마르틴 하이데거, 《존재와 시간》, 67쪽을 참고하여 일부 수정).

그만 먹고 싶으면 그만 먹는다.

운동도 하고 싶으면 하고,

하기 싫으면 하지 않는다.

운동을 하다가도 더 하고 싶으면 더 하고,

그만하고 싶으면 그만한다.

이게 다이어트에 성공하는 비결이다.

하고 싶은 걸 하도록 내버려 두는 거다.

"그런데 이렇게 방임하면… 살이 더 찌지 않을까?"

사물과 사람의 본성에 토대를 둔 법이 통치한다[30]

프랑스 왕자가 국왕 업무의 어려움을 불평하며 말했다.

"나는 국왕의 소임을 다하면서 살 수 없을 것 같소."

케네[31]는 그 말을 듣고 대답했다.

"제게는 국왕의 일이 그렇게 어려워 보이지 않습니다."

"그러면 그대가 만일 왕이 된다면 어떻게 하겠소?"

"아무것도 하지 않겠습니다."

"그러면 도대체 누가 국가를 통치한다는 말씀이요?"

"바로 법입니다."

내버려 둔다는 게 정말 아무것도 안 하는 게 아니다.

---

30 헨리 히그스, 《프랑소와 케네와 중농주의자》, 49쪽 참고.

31 케네(François Quesnay, 1694~1774)는 프랑스 중농주의 경제학자이다.

자연적인 힘이 실현되도록 적극적으로 개입한다.

다만, 표면 위의 보이는 행동에 직접 개입하지 않는다.

표면 아래 보이지 않는 환경에 개입한다.

법과 원칙을 통해 환경을 조정한다.

자연적 힘이 실현되는 조건을 마음이 원하도록 만든다.

우리는 하고 싶은 대로 하고 살지만, 결과는 바뀐다.[32]

지금 우리가 사는 사회는 비만 구조로 작동하고 있다.[33]

그 속에서 살아가는 사람들을 뚱뚱하게 만드는 구조다.

지금 하고 싶은 대로 하고 살면 뚱뚱하게 된다.

이 구조의 작동과정에 개입해 바꾸는 거다.[34]

하고 싶은 대로 하고 살면 날씬해지도록 만드는 거다.

새로운 장치를 만든다. 비만 구조를 저지하는 장치다.

과식하게 만드는 힘이 작동하는 조건을 제거한다.

---

32 '경영관리기법 이성'은, 행위가 일어나는 환경을 조정하여 행위의 개연성을 조정하면, 기대하고 있는 행위가 출현한다고 확신합니다. 한계를 염두에 둔 조정이자, 행위자의 선택을 보다 잘 제어할 수 있는 조정인 거죠(지그문트 바우만 외, 《사회학의 쓸모》, 233쪽).

33 현대 사회가 비만 구조로 작동하는 이유에 대해서는 김성훈, 《식욕만족 다이어트》, 192~214쪽 참고.

34 우리는 각자 자기 몸의 주인일 뿐 사회의 군주가 아니다. 우리는 사회의 구조를 마음대로 바꿀 능력이 없다. 비만 구조로 작동하는 현대 사회를 벗어날 수도 없다. 우리가 하는 다이어트는 사회를 바꾸는 게 아니다. 사회를 떠나는 것도 아니다. 우리 몸과 마음이 작동하는 환경에 개입한다. 비만 구조 속에 살면서도 날씬한 몸이 되도록 우리 몸과 마음이 작동하는 방식을 바꾼다.

먹는 행동, 운동하는 행동에 직접 개입하지 않는다.

뭘 먹을 건지, 얼마나 먹을 건지는 원하는 대로 해라.

운동을 할 건지 말 건지도 하고 싶은 대로 해라.

다만, 그렇게 해도 살이 빠지는 구조를 만든다.

그 장치의 도구, 수단이 바로 '카라멜 마끼아또'다.

내버려 두는데 정말 살이 빠질까?

여기서 중요한 건 '내버려 두는데 살이 빠진다'는 거다.

이게 도대체 가능한 이야기인가?

얼핏 생각해 보면 헛소리 같다.

억지로 노력해도 살이 안 빠져서 고민이다.

내버려 두는데 어떻게 살이 빠질 수 있단 말인가?

지금 우리는 이해할 수 없다.

식욕과 비만의 본성에 대해 모르기 때문이다.

현실을 있는 대로 보지 못하고, 엉뚱한 생각을 한다.

그 엉뚱한 생각을 당연한 걸로 받아들인다.

심리학에는 '기본적 귀인오류'라는 개념이 있다.

구조가 원인이 된 행동의 책임을 개인에게 돌리는 거다.

지금 우리는 비만에 대해 이런 오류를 범하고 있다.

예를 들어 뚱뚱한 사람은 식탐을 갖고 있다는 식이다.

식탐, 즉 탐욕스러운 식욕이 있어서 과식한다는 거다.

필요한 만큼 먹는 게 바른 행동이다. 바른 식습관이다.

식탐은 음식에 대한 탐욕이고, 욕심이다.

과식은 먹지 말아야 할 것을 탐욕 때문에 먹는 거다.

비난받아야 할 나쁜 성향이다.

그 나쁜 성향이 비만이라는 나쁜 결과를 만든다.

비만은 타인을 해치지는 않지만, 자신을 해친다.

의지를 가지고 억지로라도 고쳐야 한다.

관심은 바른 식습관을 지키느냐에 집중된다.

살인이나 도둑질처럼 과식은 나쁜 일이 된다.

명령이나 금지를 따르지 못하는 사람을 비난한다.

누구나 할 수 있는 걸 탐욕 때문에 못한다고 여긴다.

그럴듯하지만, 현실과 전혀 맞지 않다.

식욕과 비만에 대해 무지해 엉뚱한 생각을 한 거다.

우리는 우리가 만든 엉뚱한 생각을 현실로 여기고 있다.

비유하자면 곡물 가격을 선과 악으로 판단하는 식이다.

곡물에는 선한 가격, 악한 가격이 따로 있지 않다.

곡물 가격은 그것을 결정하는 힘들의 균형 상태다.

곡물의 수요와 공급에 따라 결정된다.

곡물을 낮은 가격으로 파는 상인이 선한 게 아니다.

곡물을 높은 가격으로 파는 상인이 악한 게 아니다.

그런데도 오랜 세월 동안 그렇게 생각했다.

구조의 문제를 선악의 문제로 접근했다.[35]

가격이 결정되는 구조에 대해 무지했기 때문이다.

이렇게 생각하면 높은 곡물 가격을 그냥 놔둘 수 없다.

악한 가격이기 때문에 개입해서 선하게 만들어야 한다.

악을 응징하는 건 선한 군주가 마땅히 해야 할 일이다.

명령을 내려 선한 가격으로 고정한다.

그러면 자연히 선한 결과가 될 것이다.

곡물 가격은 안정되고, 식량난이 해결될 거라 기대한다.

하지만 그 기대는 매번 좌절된다. 그래도 반복한다.

---

35 식품과 식품생산자에 대한 태도도 같다. 지금 우리는 맛있는 식품이 불량식품처럼 나쁜 음식이라고 생각한다. 식품생산자들이 이윤을 얻기 위해 도덕을 저버린 악인인 것처럼 비난한다. 하지만 식품생산자는 악인이 아니다. 비난받을 만한 악행을 하지 않았다. 그들이 한 것이라고는 기껏해야 우리에게 더 맛있는 식품을 제공한 것뿐이다. 식품생산자는 맛있는 식품을 만든다. 맛있는 식품은 과식을 유발한다. 우리는 과식하고, 뚱뚱해진다. 식품생산자가 만든 식품을 먹고 우리가 뚱뚱해진다. 여기까지는 사실이다. 표면적인 시각에 머물러 있으면 그들이 마치 악인인 것처럼 보인다. 하지만 그들은 우리에게 고통을 줄 생각이 없다. 우리가 식품을 더 사길 원할 뿐이다. 그래서 더 맛있는 음식을 만들어 판 거다. 그 결과 우리는 더 맛있는 음식을 먹을 수 있다. 이건 비난할 일이 아니다. 오히려 고마워해야 할 일이다. 그들의 노력으로 우리가 더 맛있는 음식을 먹는다. 맛있는 식품 그 자체는 나쁜 게 아니다. 우리에게 더 큰 즐거움을 주는 좋은 음식이다. 맛있는 식품을 만드는 일도 나쁜 일이 아니다. 그들에겐 더 큰 이윤을 주지만, 동시에 우리에겐 더 큰 즐거움을 준다. 우리가 과식하는 구조를 제대로 파악할 수 있다면, 우리의 행동을 제대로 조정할 수 있다면, 그래서 우리가 식품과 맺는 관계를 바꿀 수만 있다면, 그들에게 좋은 것처럼 우리에게도 좋은 일이다.

실패의 이유를 모르기 때문에 다른 방법이 없다.

실패할 줄 알면서도 같은 일을 반복한다.

이렇게 하면 안 된다. 다이어트도 마찬가지다.

다이어트도 이런 식으로 하면 안 된다.

무조건 명령하고 금지하는 건 너무 경솔하다.[36]

과식하게 만드는 힘의 실체를 파악해야 한다.

표면 아래에서 식욕과 비만을 만드는 힘을 파악한다.

그래야 표면 위에서 실제로 작동하는 방법이 만들어진다.

중상주의 국가에서 방임 정책을 채택하는 것과 같다.

내버려 두어도 좋은 결과가 나온다는 확신이 필요하다.

지금 우리는 비만에 대해 너무 낡은 방식으로 사고한다.

식량난을 막기 위해 곡물 가격을 통제하는 군주와 같다.

이제 이렇게 통제하려는 사고에서 벗어날 필요가 있다.

고루한 사고에서 벗어나 근대적 방식으로 사고해야 한다.

선과 악이 아니라 합리성에 기초해야 한다.

인간과 사물의 고유한 결을 따르는 합리성 말이다.

그러지 못하면 식욕이나 비만의 현실을 보지 못한다.

구조적인 문제가 개인의 잘못으로 넘어간다.

---

36 통치에서 최대의 해악, 즉 나쁜 통치를 초래하는 것은 나쁜 군주가 아니라 무지한 군주입니다(미셸 푸코, 《생명관리정치의 탄생》, 42쪽).

뚱뚱한 사람을 비난하면서 구조적인 문제를 잊는다.[37]

과식하는 식욕은 개인의 자연적 속성이 아니다.
비만은 단순히 많이 먹은 결과가 아니다.
새로운 에너지 유출입 구조를 만드는 데 성공한 결과다.[38]
인공적으로 만들어진 생명의 존재 방식이다.
기술로 에너지 유출입의 새로운 균형점을 찾은 거다.
에너지 유출입이 더 높은 수준에서 균형을 달성한다.
새로운 균형점은 인공적이지만 안정적이다.
그것이 높은 체중을 벗어나지 못하도록 끌어당긴다.

점점 뜨거워지는 보일러

비유하자면 보일러의 온도 설정이 바뀐 거다.[39]
우리 몸은 적정온도가 세팅되어 나온 보일러와 같다.
자연적으로는 적정 체중으로 세팅되어 있다.
낮은 체중에서 에너지 유출입이 안정되어 있다.
필요에너지양보다 적게 먹으면 고통을 준다.

---

37 표본의 중요성은 본질적으로 무언가를 볼 수 있게 해 준다는 점이 아니라, 어떤 것을 감춘다는 점, 이 삭제를 통해 또 다른 어떤 것을 솟아나게 한다는 점에서 비롯한다(미셸 푸코, 《말과 사물》, 208~209쪽 참고).

38 김성훈, 《하마터면 평생 뚱뚱하게 살 뻔했네!》, 76~84쪽 참고.

필요에너지양보다 많이 먹어도 고통을 준다.
고통이 적정 체중에서 벗어나지 못하도록 끌어당긴다.
필요에너지양만큼만 먹는다. 날씬한 몸매가 된다.
억지로 벗어나면 에너지 유출입이 불안정해진다.
불안정한 상태를 유지해 줄 심리구조가 없다.
점점 고통이 커지고, 결국 적정 체중으로 끌려간다.
적정 체중이 안정된 균형점이 된다.

그런데 인간이 기술로 이 세팅을 해체한다.
인공적으로 높은 체중으로 다시 세팅한다.
자연적 식욕에 인공적 식욕을 더한 구조를 만든다.
높은 체중에서 에너지 유출입이 안정된다.
과식해도 고통을 느끼지 못하도록 만든다.
과식하지 않을 때 고통을 느끼도록 만든다.
고통이 높은 체중에서 벗어나지 못하도록 끌어당긴다.
필요에너지양보다 더 먹는다. 뚱뚱한 몸매가 된다.
억지로 벗어나면 에너지 유출입이 불안정해진다.
불안정한 상태를 유지해 줄 심리구조가 없다.
점점 고통이 커지고, 결국 높은 체중으로 끌려간다.
높은 체중이 안정된 균형점이 된다.[40]

---

39 김성훈, 《식욕만족 다이어트》, 138~141쪽 참고.
40 카라멜 마끼아또 다이어트는 인공적인 세팅을 다시 해체한다. 인공적으로 세팅하는
   구조가 사라진다. 자연적으로 세팅된 구조만 남는다. 과식하면 에너지 유출입이
   불안정한 상태가 된다. 불안정한 상태를 유지해 줄 심리구조가 없다. 인공적인
   심리구조가 사라져 버렸기 때문이다. 다시 적정 체중, 날씬한 몸매로 끌려간다. 원해서

비만 구조를 모르면, 방임하는 행동을 이해할 수 없다.

방임하면서 살을 뺀다는 건 헛소리 같이 느껴진다.

이런 고정관념에 집착해서는 안 된다.

마녀재판하듯 뚱뚱한 사람들을 단죄하려 하면 안 된다.

군주가 신민에게 명령하듯 모든 걸 규제해선 안 된다.

이걸 해라, 저걸 해라 명령한다고 할 수 있는 게 아니다.

스스로 움직이도록 해라.

원하는 대로 하도록 내버려 두라.

행동의 원동력은 하나다. 욕망이 바로 그 원동력이다.

인간은 욕망에 따라 행동한다.

욕망을 거슬러서는 아무것도 할 수 없다.[41]

욕망을 우선순위에 두어라. 그래야 성공한다.

명령한다고 할 수 있는 게 아니다.

금지한다고 막을 수 있는 게 아니다.

인간을 바꾸려고 애써 봐야 소용없다. 바뀌지 않는다.

하고 싶은 대로 하도록 놔두어야 한다.

자신에게 '이건 하면 안 돼'라고 말하지 마라.

'그렇게 해도 돼'라고 말해라.

날씬한 몸매가 되는 게 아니라, 자연의 힘에 의해 날씬한 몸매로 끌려간다.

41 미셸 푸코, 《안전, 영토, 인구》, 115쪽 참고.

인간과 식욕의 본성이 맞물려 작동하게 만들어라.

현실의 요소들이 작동하면서 비만 구조를 멈추게 한다.

뭔가 대단한 것이 필요할 것 같지만, 그렇지 않다.

비만 구조의 작동을 멈추는 건 커피 한 잔이면 충분하다.

작은 나사 하나라도 적절한 자리에 놓이기만 하면,

거대한 기계의 작동을 멈추게 한다.

마찬가지로 달콤한 커피 한 잔도 적절하게만 사용되면,

거대한 비만 구조의 작동을 멈추게 한다.

카라멜 마끼아또 다이어트의 메커니즘

"어떻게 달콤한 커피가 비만 구조를 멈추게 할까?"

다이어트를 하는 방식으로 마시면 된다.

에너지 섭취량을 대폭 줄이는 방식으로 마신다.

"어떻게 마셔야 에너지 섭취량을 대폭 줄이는가?"

방법 자체는 간단하다.

달콤한 커피를 조금씩 여러 차례 나누어 마신다.

달콤한 커피를 마신 다음 입맛을 느껴본다.

달콤한 커피를 디저트로 사용한다.

그게 전부다. 그 이외에 특별한 비밀은 없다.

별것 아닌 것 같다. 실제로 별것 아니다.

하지만, 이렇게 마시면 에너지 섭취량이 대폭 줄어든다.

에너지 섭취량이 사용량보다 작아진다. 살이 빠진다.

커피가 음식의 에너지를 사라지게 만드는 게 아니다.

먹는 음식에서 에너지가 사라지지는 않는다.

오히려 커피의 에너지양만큼 에너지 섭취량이 늘어난다.

하지만, 전체 에너지 섭취량은 줄어든다.

커피가 과식하는 식욕을 사라지게 만든다.

식욕이 사라져 다른 음식을 적게 먹는다.

커피를 포함한 전체 에너지 섭취량이 줄어든다.

"이게 어떻게 가능할 수 있을까?"

달콤한 커피로 먹는 능력을 조정한다.

먹는 능력을 조정하는 도구로 커피를 사용한다.

자연적인 섭식 능력은 자연적으로 결정되어 있다.[42]

당신이 먹을 수 있는 양은 당신이 결정하는 게 아니다.

먹을 수 있는 양은 이미 결정되어 있다.

당신이 더 먹고 싶다고 더 먹을 수 있는 게 아니다.

당신은 당신이 먹을 수 있는 양만큼만 먹을 수 있다.

뚱뚱해지려면 과식해야 한다.

자연적으로 먹을 수 있는 양보다 더 많이 먹어야 한다.

에너지 섭취량이 사용량보다 많아져야 한다.

그런데 인간은 자연적으로 과식 능력이 없다.

에너지 사용량보다 더 많이 먹을 수 없다.

인간은 자연적으로 뚱뚱해질 수 없다.[43]

우리가 원해서가 아니라, 그렇게 진화해 버렸다.

---

42 김성훈, 《식욕만족 다이어트》, 128~176쪽 참고.

43 인간이 자연적으로 뚱뚱해질 수 없는 이유에 대해서는 246~250쪽을 참고하길 바란다.

뚱뚱해질 수 없도록 태어나 버렸다.

한번 태어나 버린 몸을 바꿀 수는 없다.

그래서 인간은 자연적으로 뚱뚱할 수 없다.

자연 속에 사는 인간은 모두 날씬하다.

그런데 우리 현대인은 인공적인 환경 속에서 살고 있다.

자연적인 몸을 가지고 있지만 사는 환경이 인공적이다.

인간은 과식하도록 만드는 기술을 인공적으로 개발했다.

요리 기술이다. 그 기술 덕분에 과식할 수 있게 되었다.

자연적인 에너지 사용량보다 더 많이 먹는다.

우리는 자연적으로 과식할 수 없다.

자연적으로는 에너지 사용량만큼만 먹을 수 있다.

인공적으로는 에너지 사용량보다 더 먹을 수 있다.

인공적으로 과식할 수 있고, 과식하고 있다.

그래서 뚱뚱해지는 거다.

달콤한 커피로 인공적인 기술이 작동하지 못하게 만든다.

인공적인 과식 능력이 사라진다.

자연적인 섭식 능력만 남는다.

자연적으로 먹을 수 있는 만큼만 먹는다.

과식할 수 없게 된다.

이것이 먹고 싶은 대로 먹고, 운동은 안 하면서도,

커피 한 잔으로 에너지 섭취량을 대폭 줄이는 방법이다.

뚱뚱한 사람은 에너지 섭취량이 소비량보다 작아진다.

몸에 저장된 에너지를 끌어다 활동 에너지로 사용한다.

저장된 에너지가 점점 줄어든다. 살이 빠진다.

여기서 요점은 커피로 과식 능력을 없애는 거다.

달콤한 커피로 과식하는 식욕이 사라지게 만든다.

식욕을 억누르는 게 아니라, 사라지게 만든다.

과식하는 식욕은 과식하게 만드는 힘이 작동한 결과다.

힘(능력)은 작동하는 조건이 갖추어져야 작동한다.

과식하게 만드는 힘도 마찬가지다.

지금은 작동하는 조건이 갖추어져 작동하고 있다.

하지만 작동하는 조건이 사라지면 작동을 멈춘다.

힘이 작동하는 조건을 조정하여 사라지게 만든다.[44]

---

44 표면에 드러나는 식욕(A)은 표면 아래에 드러나지 않는 힘들이 대립하여 만든 결과다. 표면 아래에는 과식을 억제하는 식욕(A_1)과 과식을 유발하는 식욕(A_2)이 있고, 이 두 식욕이 대립한 결과가 표면에 식욕(A)으로 드러난다($A = A_1 + A_2$). 과식을 억제하는 식욕(A_1)과 과식을 유발하는 식욕(A_2) 역시 그 아래에서 힘들이 대립해서 생기는데, 과식을 억제하는 식욕(A_1)은 먹을 때 기쁨의 쾌감을 주는 힘(a_1)과 불쾌감을 주는 힘(a_1')이 대립하여 만들고($A_1 = a_1 + a_1'$), 과식을 유발하는 식욕(A_2)은 먹을 때 즐거움의 쾌감을 주는 힘(a_2)과 쾌감을 억제하는 힘(a_2')이 대립하여 만든다($A_2 = a_2 + a_2'$). 카라멜 마끼아또 다이어트는 카라멜 마끼아또로 쾌감을 억제하는 힘(a_2')을 늘려 과식을 유발하는 식욕(A_2)이 작동하지 못하게 만든다. 자세한 내용은 260~287쪽을 참고하기 바란다.

이를 위해 카라멜 마끼아또를 이용한다.

음식은 모양, 색깔, 향기, 맛, 촉감 등의 정보를 가진다.

그 정보는 먹을 때 감각기관에 수용되어 뇌로 들어간다.

뇌로 들어간 감각 정보는 음식에 대한 감각 인상을 만든다.

감각 인상이 우리의 먹는 행동을 만들어 낸다.

여기서 우리는 몇 가지 심리 현상을 이용한다.

감각 인상의 순응 현상, 잔상 현상, 의식의 집중 현상이다.

이 현상들을 이용해 과식하는 식욕을 사라지게 만든다.

다이어트에서 사용되는 세 가지 심리 현상

(1) 감각 인상의 순응 현상
(2) 감각 인상의 잔상 현상
(3) 의식의 집중 현상

먼저, 감각 인상의 순응 현상을 이용한다.

우리의 뇌는 주어진 자극(정보)에 점점 익숙해진다.

익숙한 자극에 대해서는 민감도가 점점 감소한다.

민감도가 감소해 같은 자극을 점점 인식하지 못한다.

인식하려면 점점 더 강한 자극이 필요하다.

즐거움을 주는 정보도 그렇다.

같은 정보가 계속되면 즐겁지 않다.

즐거운 것도 반복되면 점점 싫증 나고 지겨워진다.

아무리 좋은 말도 세 번 들으면 잔소리가 된다.

아무리 재미있는 영화도 세 번 보면 재미없다.

아무리 맛있는 음식도 세 번 먹으면 맛이 없다.

같은 자극으로는 처음처럼 즐거움을 느낄 수 없다.

즐거움을 느끼려면 더 강한 자극이 필요하다.

이 현상을 이용한다.

식품의 단맛은 설탕이 내는 맛이다.

커피의 단맛도, 다른 식품의 단맛도 모두 설탕의 맛이다.

같은 설탕 맛이 반복되는 거다.

커피의 단맛에 익숙해지면 다른 단맛에도 익숙해진다.

모두 설탕의 단맛으로 환원되기 때문이다.

단맛에 대한 민감도가 점점 감소한다.

민감도가 감소해 같은 단맛은 점점 지각하지 못한다.

익숙해진 단맛은 즐거움을 주지 못한다.

즐거움을 느끼려면 더 강한 단맛이 필요하다.

여기서 카라멜 마끼아또를 설탕의 대용품으로 사용한다.

카라멜 마끼아또는 아주 달다.

더 단맛은 우리에게 불쾌감을 준다.[45]

덜 단맛은 우리에게 지루하다.

마끼아또의 단맛에 익숙해지면 다른 단맛이 맛있지 않다.

불쾌감을 주거나 지루하다. 즐거움을 주지 못한다.

달콤한 식품이 우리의 과식을 유발하는 힘을 잃는다.

우리는 달콤한 식품을 과식하지 못하게 된다.

감각순응은 달콤한 식품에 대한 식욕을 사라지게 한다.

다음으로, 감각 인상의 잔상 현상을 이용한다.

세상에 달콤한 음식만 있는 게 아니다.

달콤하지 않아도 맛있는 음식들이 많다.

우리의 식욕도 달콤한 음식만 먹고 싶은 게 아니다.

짭짤하고, 고소하고, 기름지고, 바삭바삭한…

온갖 음식들에 대한 식욕이 과식을 유발한다.

잔상 현상으로 그런 음식들에 대한 식욕을 사라지게 한다.

---

45 독일의 심리학자 분트(Wilhelm Maximilian Wundt, 1832~1920)는 자극의 강도가
   커지면 그에 비례하여 즐거움이 커지지만, 최고점을 지나면 강도가 커짐에 따라
   즐거움이 줄어드는 현상을 발견하였고, 분트 곡선(Wundt curve)을 통해 이러한 현상을
   표현하였다. 식품의 단맛도 같다. 식품의 단맛은 감각적인 즐거움을 주는 최적의
   당도가 정해져 있고, 식품생산자들은 이 최적의 당도를 지복점(Bliss point)이라고
   부른다(마이클 모스, 《배신의 식탁》, 55~57쪽 참고). 지복점보다 당도가 더 높아지면
   쾌감보다 불쾌감이 커진다.

감각순응은 특이한 잔상을 남긴다.

어떤 자극에 익숙해진 상태에서 그 자극이 사라지면,

중립적인 정보에 대해 반대의 자극을 느끼는 거다.

빨간색을 계속 보다가 흰색을 보면,

청록색 얼룩이 보이는 것이 그 예다.

의사의 수술복이 청색이나 녹색인 이유가 이 때문이다.

의사들은 보통 흰색의 가운을 입는다.

하지만 수술 때는 청색이나 녹색의 수술복을 입는다.

피를 계속 볼 때 생기는 잔상을 막기 위해서다.

미각에서도 이런 잔상 현상이 생긴다.

달콤한 커피를 마시다가 중단하면 입맛이 쓰게 느껴진다.

그런데, 쓴 입맛은 여러 가지가 있다.

몸이 아파 소화하기 어려울 때 입맛이 쓰다.

너무 슬퍼도 입맛이 쓰다.

과식하고 잔 다음 날에도 입맛이 쓰다.

몸이 우리의 의식에게 보내는 신호다.

"먹지 마라!"는 말이다.

쓴 입맛이 느껴지면 식욕이 사라진다.

몸이 아파도, 너무 슬퍼도, 과식한 후에도 입맛이 쓰다.

지금은 몸이 소화하기 어려운 상태에 있다는 의미다.

단 음식을 먹고 난 후에도 입맛이 쓰다.

그런데 이때 쓴 입맛은 좀 다르다.

몸이 아픈 것도, 슬픈 것도, 과식한 것도 아니다.

그냥 단맛이 주는 감각의 잔상이다.

단맛에 익숙해져 달지 않은 모든 게 쓰게 느껴지는 거다.

달지 않은 침도 쓰다. 침이 쓰니 입맛이 쓰다.

이건 소화할 수 없는 몸 상태와는 관계없다.

하지만 단맛이 만드는 쓴 입맛도 식욕을 사라지게 한다.

뇌가 쓴 입맛의 내용을 구별하지 못하기 때문이다.

뇌는 비슷한 것을 같은 것으로 인식한다.[46]

유사한 느낌의 자극들에 대해 유사하게 반응한다.[47]

예를 들어 우리는 추울 때도 떨고 무서울 때도 떤다.

추워서 떠는 건 체온이 낮아서다.

무서워서 떠는 건 체온과는 관계없다.

하지만 무서울 때 간담이 서늘해진다.

소름이 돋고 목덜미가 오싹해진다.

추운 것과 느낌이 비슷하다.

---

46 이에 대한 여러 가지 사례는 존 바그, 《우리가 모르는 사이에》, 159~177쪽을 참고하기
   바란다.

47 윌리엄 제임스, 《심리학의 원리 3》, 2,089쪽; 조셉 르두, 《느끼는 뇌》, 389쪽 참고.

무서운 건지 추운 건지 헷갈린다.

뇌는 이 둘을 구별하지 못한다.

무서워도 춥다고 느낀다.

한여름에 공포영화를 보는 이유가 이 때문이다.

마찬가지로 뇌는 쓴 입맛의 내용을 구별하지 못한다.[48]

아프거나 슬퍼서 음식을 먹기 어려운 상태라고 느낀다.

그래서 달콤한 음식을 먹고 난 후에도 식욕이 사라진다.

이 현상을 이용한다.

쓴 입맛을 이용해 식욕을 없앤다.

달콤하지 않은 음식에 대한 식욕도 사라진다.

여기서 카라멜 마끼아또는 식욕억제제로 사용된다.

마지막으로, 의식이 대상에 집중하는 현상을 이용한다.

---

48 이는 뇌가 자연적 식욕(1차 식욕)과 인공적 식욕(2차 식욕)을 구별하지 못하고, 자연적 식욕도 인공적 식욕으로 느끼는 것과 같다. 자연적 식욕은 배고플 때 느끼는 식욕이고, 인공적 식욕은 배고프지 않지만 음식의 맛이 주는 즐거움을 느끼려는 식욕이다. 인공적 식욕은 배고픔과 관계없다. 하지만, 뇌가 두 가지 식욕을 혼동한 결과 인공적 식욕이 느껴질 때도 우리는 배가 고픈 것처럼 느낀다. 식품생산자는 이 현상을 이용하여 배부른 상태에서도 과식할 수 있게 만든다. 카라멜 마끼아또 다이어트는 이 현상을 반대로 이용하여 배부른 상태에서 과식할 수 없게 만든다. 자연적 식욕(1차 식욕)과 인공적 식욕(2차 식욕)에 대해서는 김성훈, 《식욕만족 다이어트》, 70~72쪽을 참고하기 바란다.

우리의 의식은 언제나 무언가에 대한 의식이다.

의식은 비어 있지 않고, 언제나 무언가로 채워져 있다.

다만 모든 대상에 똑같이 주의를 집중하지는 않는다.

관심 있는 대상에 주의를 집중하고, 나머지는 무시한다.

의식은 연극 무대처럼 전경과 배경을 만든다.[49]

대상들은 연극의 주인공이나 단역 배우와 같다.

관심 있는 대상은 의식의 전경으로 나와 주인공이 되고,

나머지는 단역 배우처럼 의식의 배경으로 밀려난다.

전경과 배경은 고정되어 있지 않고 변한다.

전경을 형성하는 욕구는 의식을 끌어당긴다.

그 욕구가 충족되면 끌어당기는 힘도 사라진다.

전경에 있던 대상이 의식의 배경으로 밀려난다.

배경에 있던 다른 욕구가 전경으로 나온다.

'금강산도 식후경'이라는 말이 있다.

배고플 때는 식욕이 의식의 전경을 차지한다.

전경으로 나와 다른 어떤 것에도 자리를 주지 않는다.

먹는 것만 눈에 보인다.

---

49 전경은 당장 해결되기 바라는 가장 압력이 강한 욕구다. 중요한 욕구는 전경이 되고,
   동시에 다른 욕구는 배경이 되어 사라진다(프리츠 펄스,《펄스의 게슈탈트 심리치료》,
   29쪽 참고).

지글지글 굽는 소리, 음식 냄새에 온통 주의가 집중된다.

하지만 밥을 먹고 에너지가 충족되면 식욕이 사라진다.

식욕이 사라지면서 주의를 집중시키는 힘도 사라진다.

음식에 대한 주의집중이 해소된다. 먹는 행동을 멈춘다.

음식을 봐도, 소리를 듣고 냄새를 맡아도 시큰둥하다.

음식보다는 다른 것에 관심이 간다.

이게 건강하고 자연적인 주의 집중과 해소 과정이다.

그런데, 요리가 이 과정을 왜곡한다.[50]

요리는 식욕이 자연적으로 해소되지 못하도록 만든다.

음식은 에너지원이다.

에너지가 부족하면 음식에 주의가 집중된다.

에너지가 충족되면 주의집중이 해소된다.

그게 음식에 대한 자연적인 주의 집중과 해소 과정이다.

요리는 자연적인 음식을 더 맛있게 만든다.

요리된 음식은 자연적인 음식보다 더 맛있다.

더 큰 즐거움을 주고, 더 매력적이다.

즐거움을 주는 맛으로 의식을 끌어당긴다.

자연적인 음식보다 더 강하게 더 오래 끌어당긴다.

의식이 맛의 즐거움을 벗어나지 못하게 만든다.

---

50 김성훈, 《식욕만족 다이어트》, 239~251쪽 참고.

에너지가 충족되어도 주의 집중상태가 해소되지 않는다.

먹는 행동을 멈추지 않는다. 과식한다.

맛을 즐기려는 식욕이 해소되어야 멈춘다.

그때까지 우리가 과식하게 만든다.

디저트를 이용해 이 과정에 개입한다.

디저트로 요리가 만든 인공적인 힘을 사라지게 한다.

물론 지금 디저트를 먹는 방법으로 먹으면 안 된다.

다이어트를 하는 방법으로 디저트를 먹는다.

디저트는 식사 후 테이블을 치운다는 말에서 유래했다.[51]

원래는 식사를 다 마친 후에 먹는 음식이다.

식사로 배불러도 맛있는 디저트를 더 먹게 만든 거다.

반면 다이어트는 식사가 끝나기 전에 디저트를 먹는다.

디저트도 요리된 음식이다. 디저트도 맛있다.

식사로 먹는 음식보다 더 맛있다.

디저트가 의식의 전경으로 나오고 주의가 집중된다.

식사 중인 음식은 배경으로 밀려나고 무관심해진다.

식사 중인 음식에서 디저트로 주의집중이 옮겨 간다.

---

51 디저트(dessert)라는 단어는 17세기에 처음 사용되었는데, 식사가 끝난 후 '테이블을
   치운다'는 뜻의 프랑스어 데세르비르(desservir)에서 유래했다(존 매퀘이드, 《미각의
   비밀》, 174쪽).

식사의 즐거움이 사라지고 더 이상 과식하지 못하게 된다.

디저트가 식사를 끝마치게 만든다.

이때 먹는 디저트가 '카라멜 마끼아또'다.

여기서 카라멜 마끼아또는 디저트로 사용된다.

식사 후에 더 먹게 만드는 디저트가 아니다.

식사 중에 식욕을 없애 덜 먹게 만드는 디저트다.

정리하면, 식욕을 사라지게 하는 세 가지 경로가 있다.

먼저, 감각 인상의 순응 현상을 이용한다.

단맛을 식상하게 만들어 식욕을 사라지게 한다.

달콤한 간식에 대한 식욕이 사라진다.

다음으로, 감각 인상의 잔상 현상을 이용한다.

잔상인 쓴 입맛을 유사하지만 다른 쓴 입맛과 연결한다.

뇌를 속이고 식욕을 사라지게 한다.

달콤하지 않은 간식에 대한 식욕도 사라진다.

마지막으로, 의식이 집중되고 해소되는 현상을 이용한다.

식사 중에 디저트를 먹는다.

식사 중인 음식에서 디저트로 관심이 옮겨 간다.

식사 중에 과식하는 식욕도 사라진다.

우리는 자연적으로 과식할 수 없다.

자연적 식욕은 과식을 억제하는 힘으로 작동한다.

우리는 인공적으로만 과식할 수 있다.

인공적 식욕은 과식을 유발하는 힘으로 작동한다.

인공적 식욕이 사라지면, 자연적 식욕만 남는다.

자연적 식욕이 과식을 억제한다.

우리는 과식하지 못하게 된다.

현재의 체중은 과식으로 유지되는 체중이다.

과식해야만 유지할 수 있는 체중이다.

과식하지 못하면 현재의 체중을 유지할 수 없다.

원하건 원하지 않건 살이 빠진다.

이것이 달콤한 커피로 에너지 섭취량을 줄이는 원리다.

카라멜 마끼아또는 스팸메일이고, 잡음이다

인간은 자연적인 과식 능력이 없다.[52]

무엇보다 먼저 이 사실을 분명히 인식해야 한다.

인간은 자연적으로 과식할 수 없다.

인간이 과식하는 건 인공적으로 개발한 기술의 결과다.

요리 기술이 우리를 과식하게 만든다.

요리된 식품이 너무 맛있다. 너무 맛있어서 과식한다.

이걸 정보전달과 의사소통이라는 관점에서 보면

우리의 의식이 환경과 의사소통하는 거다.

우리 몸과도 대화하고, 음식물과도 대화한다.

몸과 음식물이 우리에게 말을 걸어온다.

소통의 결과 우리의 행동이 만들어지고 조정된다.

다만, 그 말은 인간의 언어가 아니다.

인간의 언어는 인간과 인간 사이의 정보전달 수단이다.

사물과 인간은 인간의 언어로 소통하지 않는다.

---

52 인간이 자연적인 과식 능력을 갖지 못한 이유에 대해서는 246~250쪽을 참고하기
바란다.

사물은 인간의 언어를 모른다.[53]

감각을 통해 정보를 전달한다.

의식은 감각을 통해 환경으로부터 정보를 전달받고,

행동을 산출하여 환경으로 정보를 내보낸다.

사물과 인간은 이런 식으로 소통한다.

음식을 먹을 때 우리는 두 가지 흐름에 접속한다.

에너지의 흐름과 정보의 흐름이다.

음식을 먹어 에너지를 얻는다.

동시에 음식에서 미각 정보를 얻는다.

하나의 행위 안에 두 가지 행동이 합쳐져 있다.

음식물을 먹는 행동과 음식의 정보를 수용하는 행동이다.

두 행동은 서로 다르다.[54]

대상도 다르고, 목적도 다르고, 성격도 다르다.

완전히 다른 행동이다.

다만 음식을 먹을 때 한 번에 함께 이루어진다.

그래서 우리는 쉽게 하나의 행동이라고 오해한다.

---

53 사물은 보이거나 인식되기 위해서 만들어지지 않는다. 사물은 이해 가능한 얼굴을
   우리 쪽으로 돌리지 않는다(미셸 푸코, 《지식의 의지에 관한 강의》, 281쪽).
54 음식물을 먹는 행동과 음식의 정보를 수용하는 행동이 어떻게 다른지에 대한 자세한
   내용은 김성훈, 《하마터면 평생 뚱뚱하게 살 뻔했네!》, 55~58쪽을 참고하기 바란다.

먼저, 에너지가 부족하면 배고픔이 생긴다.

배고픔이라는 감각은 불쾌하다.

이 불쾌감을 피하기 위해 음식을 먹는다.

배고픔은 "음식을 먹어라."고 몸이 말하는 거다.

음식을 먹으면 음식이 식도를 거쳐 위장으로 간다.

위장에서 음식물을 분해하여 에너지를 얻는다.

에너지가 충족되면 몸이 뇌로 배부름의 감각을 보낸다.

의식이 배부름의 감각을 수용하여 배부르다고 느낀다.

배부른 상태에서 계속 더 먹으면 불쾌하다.

이 불쾌감을 피하기 위해 음식 먹기를 멈춘다.

배부름은 "음식을 그만 먹어라."고 몸이 말하는 거다.

배고픔과 배부름의 감각은 몸과 의식이 대화하는 언어다.

그래서 우리는 배고플 때 음식을 먹는다.

배부를 때까지만 음식을 먹는다.

필요한 에너지가 충족되면 음식 먹기를 중단한다.

우리 몸이 우리에게 말한다.

몸이 말하는 메시지를 인간의 언어로 번역하면 이렇다.

"배고플 때 먹어라!"

"배부를 때 먹지 마라!"

다음으로, 모든 음식은 형상 정보를 가지고 있다.

모양과 빛깔, 소리, 냄새, 맛, 촉감 등의 정보다.

이 정보가 음식과 인간이 대화하는 언어다.

우리의 눈, 귀, 코, 혀, 피부는 그 정보를 받아들인다.

수용된 정보는 감각 정보가 되어 신경을 타고 뇌로 간다.

뇌로 간 정보는 감각 이미지(인상)를 만든다.

그 이미지가 쾌감과 불쾌감을 준다.

우리는 쾌감을 추구하고, 불쾌감을 회피한다.

쾌감과 불쾌감에 따라 행동으로 응답한다.

이때 음식이 우리에게 말을 걸어온다.

자연적인 음식은 배고픈 사람에게만 말을 건다.

그 형상 정보는 에너지원으로 적합한지 아닌지 알려 준다.

그래서 필요한 에너지양만 섭취하게 만든다.

자연적인 음식은 "필요한 만큼 먹어라!"고 말한다.

그 응답으로 우리는 필요한 에너지만큼만 먹는다.

필요한 에너지가 충족되면 음식 먹기를 멈춘다.

자연적인 음식은 배부른 사람에게는 침묵한다.

그런데 현대인이 먹는 음식은 자연적인 음식이 아니다.

우리는 인공적으로 요리된 음식을 먹는다.

소를 먹는 게 아니라 불고기나 스테이크를 먹는다.

돼지를 먹는 게 아니라 삼겹살이나 돈가스를 먹는다.

닭을 먹는 게 아니라 삼계탕이나 닭튀김을 먹는다.

요리는 음식의 맛을 더 맛있게 만드는 기술이다.

자연적인 음식의 맛이 주는 쾌감을 더 크게 만든다.

요리된 음식은 자연적인 음식보다 더 큰 쾌감을 준다.

더 커진 쾌감이 배부름의 불쾌감을 가려 버린다.

필요한 만큼 먹어도 배부름을 느끼지 못한다.

필요한 에너지양을 넘어 과식하게 된다.

우리는 요리된 음식과도 의사소통한다.

요리된 음식이 우리에게 말을 걸어온다.

인공적이고 매력적인 맛으로 우리를 유혹한다.

여기서 에너지원으로 적합한지는 중요하지 않다.

즐거움을 주는 수단으로 적합한지가 중요하다.

요리된 음식은 우리에게 "과식하라!"고 말한다.

배고프건 배부르건 더 먹을 수 있다면 더 먹으라고 한다.

그 응답으로 우리는 필요에너지양보다 더 많이 먹는다.

필요한 에너지가 충족되어도 계속 먹는다.

맛이 주는 즐거움이 먹는 고통과 일치할 때까지 먹는다.

과식한다. 뚱뚱해진다.

비만은 과식의 결과다.

과식은 인공적인 정보전달이 원활히 진행된 결과다.

요리된 음식과 우리가 의사소통을 잘했다는 의미다.

지금 우리는 비만을 원하지 않는다.

날씬해지기를 원하고, 과식하지 않기를 원한다.

정보전달이 원활히 진행되는 걸 막아야 한다.

요리된 음식과의 의사소통 구조를 깨뜨려야 한다.

이를 위해 음식이 만드는 정보전달 과정에 개입할 거다.

'과식하라'는 메시지가 제대로 전달되지 않도록 방해한다.

두 가지 방식으로 진행한다.

먼저, 악성 스팸메일을 대량으로 보내는 방식이다.

스팸메일로 서버를 가득 채워 서버를 다운시킨다.

서버가 다운되면 더 이상 정보를 수신할 수 없다.

정보전달이 중단된다. 이런 방법을 사용한다.

카라멜 마끼아또로 단맛을 대량으로 뇌에 보낸다.

단맛으로 뇌를 가득 채운다. 단맛이 지겨워진다.

뇌가 더 이상 단맛의 정보에 반응하지 못한다.

달콤한 음식을 먹어도 즐겁지 않다.

달콤한 음식과의 의사소통이 중단된다.

달콤한 음식이 과식 유발 능력을 잃는다.

우리는 달콤한 음식에 대한 과식 능력을 잃는다.

다음으로, 해킹해서 잡음을 집어넣는 방식이다.

의사소통이 잘 되기 위해서는 잡음이 없어야 한다.

정보기술자들은 잡음을 없애기 위해 노력한다.

우리는 반대다. 소통과정에 잡음을 집어넣는다.

인공적인 소통과정이 중단되기를 원하기 때문이다.

과식 행동을 만드는 의사소통 구조를 붕괴시킬 거다.

인공적으로 집어넣은 잡음이 정보전달을 방해한다.

잡음 때문에 미각 이미지를 제대로 생산하지 못한다.

카라멜 마끼아또의 단맛을 이용해서 쓴 입맛을 생산한다.

쓴 입맛 때문에 식욕이 사라진다.

달콤하지 않은 음식도 과식 유발 능력을 잃는다.

카라멜 마끼아또를 식사 중에 디저트로 집어넣는다.

식사하는 음식에 대한 식욕이 사라진다.

식사로 먹는 음식도 과식 유발 능력을 잃는다.

우리는 과식 능력을 잃는다.

과식 능력이 사라지면 과식하지 못한다.

에너지 섭취량이 줄어든다.

에너지 섭취량이 현재의 에너지 사용량보다 작아진다.

우리가 날씬하기를 원하건, 뚱뚱하기를 원하건,

다이어트를 하건 다이어트를 하지 않건,

식사를 제대로 하건 제대로 하지 않건,

운동을 하건 운동을 하지 않건,

달콤한 커피를 마시건 마시지 않건,

그런 건 살을 빼는 데 중요하지 않다.

에너지 섭취량과 사용량의 차이가 결정한다.

잊지 마라!

오로지 에너지 섭취량과 사용량의 차이가 결정한다.

먹고 싶은 대로 먹어도,

살고 싶은 대로 살아도,

섭취량이 사용량보다 작아지면 살이 빠진다.

이게 내버려 두는데도 살이 빠지는 이유다.

이제 우리가 우리에게 말을 걸 차례다

현대인은 대부분의 음식을 식품으로 먹고 있다.

식품은 시장에서 상품으로 거래되는 음식이다.

우리는 식품시장에서 식품 소비자다.

돈을 주고 식품을 사 먹는다.

식품을 사 먹을 때 식품이 우리에게 말을 걸어온다.

우리가 식품을 먹는 건 일종의 의사소통과정이다.

인간의 언어가 아니라, 맛으로 하는 의사소통이다.

우리가 과식하는 건 의사소통의 결과다.

식품이 말하는 대로 행동하는 거다.

사실은 식품 뒤에 식품생산자가 있다.

식품생산자가 식품의 가면을 쓰고 말을 걸어온다.

식품생산자는 더 많은 이윤을 얻기 원한다.

더 많은 이윤을 얻으려면 식품을 더 많이 팔아야 한다.

더 많이 팔기 위해 우리가 더 많이 사기를 바란다.

그게 필요한지 필요하지 않은지는 중요하지 않다.

많이 사는 게 중요하다.

하지만 우리는 필요 이상으로 사지 않는다.

강제로 우리에게 많이 사도록 만들 수도 없다.

우리 스스로가 많이 사도록 만들어야 한다.

우리 스스로 식품이 더 필요하도록 만들어야 한다.

그래서 우리 스스로 식품을 더 먹도록 만든다.

더 먹으려면 식품이 더 필요하기 때문이다.

하지만 우리는 필요 이상으로 먹지 않는다.

강제로 우리에게 많이 먹도록 만들 수도 없다.

우리 스스로가 필요 이상으로 먹도록 만들어야 한다.

과식하게 만들어야 한다.

과식하게 만들기 위해 식품을 더 맛있게 만든다.

더 맛있게 만들기 위해 요리 기술을 끊임없이 개발한다.

식품들이 점점 맛있어진다.

맛있는 식품들이 우리에게 말을 걸어온다.

매력적인 맛으로 우리를 유혹한다.

모든 식품의 메시지는 하나다.

"과식하라! 과식하라! 과식하라!"

그 메시지에 따라 우리는 과식한다.

과식하기 위해 식품을 더 산다.

더 많이 팔린 식품은 생산자에게 이윤을 가져다준다.

우리의 몸과 마음은 과식하는 기계로 작동한다.

식품이라는 상품을 과소비하는 기계가 된다.

몸을 착취하여 생산자의 이윤 창출에 기여하고 있다.

이제 이런 과정을 멈추어야 한다.

다시 우리가 우리 몸의 주인이 되어야 한다.

이번에는 우리가 우리에게 말을 걸 차례다.

우리의 뇌에게 "그만 먹어라!"고 말한다.

물론 인간의 언어로는 안 된다.

"그만 먹어라! 그만 먹어라! 그만 먹어라!"

아무리 되뇌어 봐도 소용없다.

그런 방법은 안 통한다.

뇌에게 말을 걸려면 사물의 언어를 써야 한다.

감각 정보로 말하고 감각 이미지를 생산해야 한다.

우리가 우리에게 말을 건다.

식품의 쾌감이 사라지게 만든다.

과식하는 게 불쾌하게 느껴지도록 만든다.

이때 사용할 언어가 카라멜 마끼아또의 달콤한 맛이다.

카라멜 마끼아또의 가면을 쓰고 우리에게 말하는 거다.

우리가 가면을 쓰고 우리에게 말한다. "그만 먹어라!"

사물의 언어를 통한 대화

음식은 우리에게 말한다. "필요한 만큼 먹어라!"
요리된 식품은 우리에게 말한다. "과식하라!"
카라멜 마끼아또는 우리에게 말한다. "그만 먹어라!"

제3편

달콤한 식품에 대한 식욕을 없앤다

꿀로 만든 음식이 달지 않고,
해물의 맛이 짜지 않아야,
비로소 훌륭한 덕이 된다.

- 《채근담》 -

살을 빼 주는 음식 같은 건 없다

세상에는 수많은 다이어트 방법이 있다.

그런 방법들은 말한다.

"두부를 먹으면 살이 빠진다."

"사과를 먹으면 살이 빠진다."

"바나나를 먹으면 살이 빠진다."

"쇠고기를 먹으면 살이 빠진다."

"설탕을 먹지 않으면 살이 빠진다."

"지방을 먹지 않으면 살이 빠진다."

"탄수화물을 먹지 않으면 살이 빠진다."

온갖 이야기가 넘쳐 난다. 하지만, 모두 엉터리다.

성공할 수 있는 방법은 단 하나도 없다.

들어보면 그럴듯하지만, 실제로 해 보면 안 된다.

살이 찌고, 빠지는 이유를 모르기 때문이다.

모르기 때문에 엉뚱한 생각을 한다.

곡물 가격을 선한 가격과 악한 가격으로 나누고,

식욕을 선한 식욕과 악한 식탐으로 나누는 것처럼,

음식에 좋은 음식과 나쁜 음식이 있다고 생각한다.

그럴듯하지만, 엉뚱한 생각이다.

그 엉뚱한 생각을 현실로 여기고 있다.

그래서 신기루를 쫓는 사람들처럼,

이 세상에 존재하지 않는 것을 찾아 헤맨다.

살을 빼 주는 음식을 찾으려고 한다.

하지만 살을 빼 주는 음식 같은 건 없다.

두부, 사과, 바나나, 쇠고기…

그 어느 것도 살을 빼 주는 음식이 아니다.

반대로 살을 빼기 위해 먹지 말아야 할 음식도 없다.

설탕, 지방, 탄수화물이 든 음식은 나쁜 음식이 아니다.

생명을 유지하고 활동하기 위해 필요한 에너지원이다.

몸을 건강하게 유지하기 위해 필요한 음식이다.

살을 빼 주는 음식은 없다.

살을 빼기 위해 먹지 말아야 할 음식도 없다.

음식의 문제가 아니다.

음식이 아니라, 당신과 그 음식 사이의 관계가 중요하다.

음식이 당신을 살찌게 만드는 관계, 그걸 바꿔야 한다.

어떤 음식이든 한 가지 음식만 먹으면 살이 빠진다.[55]

---

55 김성훈, 《식욕만족 다이어트》, 254~163쪽; 《하마터면 평생 뚱뚱하게 살 뻔했네!》,
   122~124쪽 참고.

두부, 사과, 바나나, 쇠고기만 먹으면 살이 빠진다.

맞다. 살이 빠진다. 그건 사실이다.

하지만, 그 음식들 안에는 살을 빼는 힘이 없다.

초콜릿, 아이스크림, 케이크, 치킨, 피자, 햄버거…

그 어떤 음식도 하나만 먹으면 살이 빠진다.

하지만, 여기에도 살을 빼는 힘은 없다.

어떤 음식이든 한 가지만 먹으면 살이 빠진다.

그 음식의 맛이 익숙해져 싫증 난다.

음식의 맛이 주는 즐거움이 사라진다.

과식할 수 없다. 그래서 살이 빠진다.

우리가 살찌는 것은 과식하기 때문이다.

필요 이상으로 음식을 먹기 때문에 살이 찐다.

과식하는 것 외에는 살을 찌울 방법이 없다.

그런데, 한 가지 음식만 먹으면 과식할 수 없다.

몸에 살을 찌울 수 없다.

이미 찐 살도 계속 유지할 수 없다.

그래서 살이 빠진다.

기존의 다이어트 방법은 우리를 속이고 있다.

관계에서 나오는 결과를 음식의 힘인 것처럼 말한다.

명심해라!

살을 빼는 힘은 음식 안에 있지 않다.

살을 빼는 힘은 음식과의 관계 속에 있다.

살을 빼려면 그 관계를 바꾸어야 한다.

음식이 아니라 음식과의 관계가 중요하다

연방통상위원회(FTC)는 미국의 경쟁 규제 기관이다.

독과점과 불공정거래를 규제한다.

슈거인포메이션은 미국 제당협회의 홍보조직이다.

1972년에 FTC는 슈거인포메이션의 광고를 중지시킨다.

불공정 광고라는 이유였다.

제품을 잘못 선택하게 할 가능성이 크다는 것이다.

그 광고에는 '아이스크림을 먹고 있는 사진'과 함께

"적게 먹을 수 있도록 설탕이 의지력이 될 수 있습니다."

라는 문구가 담겨 있다.

설탕을 먹으면, 다른 음식을 적게 먹게 된다고 암시한다.

하지만 그 주장은 진실성이 검증되지 않았다.

해를 끼칠 수도 있다. 그래서 광고를 중지시켰다.[56]

"설탕이 식욕을 억제하는 힘이 될 수 있을까?"

FTC는 아니라고 생각한다.

설탕이 식욕을 억제하는 힘이 될 수 없다고 생각한다.

---

56 로버트 러스티그, 《단맛의 저주》, 322쪽 참고.

슈거인포메이션은 그렇다고 생각한다.

설탕이 식욕을 억제하는 힘이 될 수 있다고 생각한다.

얼핏 보면 서로 모순되는 것 같다.

하지만, 둘의 관계는 모순관계가 아니다.

이 광고에 대한 FTC의 정지 명령은 정당하다.

이 광고를 통한 슈거인포메이션의 주장도 정당하다.

서로 모순되지 않는다.

설탕 그 자체는 식욕을 억제하는 힘이 되지 못한다.

당신 주위를 둘러봐라.

과자를 먹고도 식사도 잘 먹는 사람이 얼마나 많은가?

하지만 설탕이 식욕을 억제하는 힘이 될 수도 있다.

"밥 먹기 전에 과자를 먹으면 밥맛 떨어지니 먹지 마라."

엄마들이 아이들에게 늘 이렇게 말하고 있지 않은가?

둘 다 가능하다.

다만, 두 상태가 함께 존재할 수는 없다.

FTC의 정지 명령은 현재 상태를 전제로 하여 정당하다.

지금처럼 설탕을 먹으면 그렇게 안 된다.

설탕을 먹는다고 해서 다른 음식을 적게 먹지는 않는다.

슈거인포메이션의 주장은 다른 상태를 전제로 한다.

설탕의 사용 방법이 바뀔 것을 전제로 해서 정당하다.

음식을 적게 먹도록 설탕을 사용하는 경우에 정당하다.

이 문제의 열쇠는 설탕 자체에 있지 않다.

설탕을 사용하는 방법에 있다.

설탕과 설탕을 먹는 사람의 관계 속에 있다.

그 관계를 바꾸면 결과가 바뀐다.

설탕이 우리를 뚱뚱하게 만드는 힘으로 작동할지,

설탕이 우리를 날씬하게 만드는 힘으로 작동할지,

그것은 정해져 있지 않다.

설탕에는 달콤한 맛이 있다.

달콤한 맛은 우리에게 즐거움을 준다.

맛의 즐거움은 우리를 과식하게 만든다.

그래서 설탕은 우리를 뚱뚱하게 만든다.

하지만, 반드시 그런 건 아니다.

설탕에는 달콤한 맛이 있다.

달콤한 맛은 우리에게 즐거움을 준다.

하지만 언제나 우리에게 즐거움을 주는 건 아니다.

달콤한 맛은 우리를 과식하게 만들 수 있다.

하지만 언제나 과식하게 만드는 건 아니다.

우리를 뚱뚱하게 만드는 원인은 설탕에 있지 않다.

설탕과 설탕을 먹는 사람의 관계 속에 있다.

물론 설탕을 먹으면 99% 살이 찐다.

99%의 관계 속에서 설탕은 우리에게 즐거움을 준다.

우리를 과식하게 만들고, 뚱뚱하게 만든다.

하지만 99%는 100%가 아니다.

1%의 관계 속에서는 설탕이 과식을 막는다.

과식하게 만드는 힘의 작동을 중지시킨다.

관계를 바꾸면 결과가 바뀐다.

99%를 무작정 100%라고 믿어서는 안 된다.

숨어 있는 1%의 가능성을 찾아내는 게 중요하다.

설탕은 나쁘지 않다. 너무 많이 먹는 게 나쁘다

식품은 단 것과 달지 않은 것으로 나눌 수 있다.

먼저 달콤한 식품을 과식하려는 식욕을 없앤다.

달콤한 식품에는 설탕이 많이 들어간다.

설탕은 많은 문제를 일으킨다.

당뇨병 등 성인병 유발의 주범으로 지목된다.

하지만, 문제는 설탕에 있는 게 아니다.

설탕이나 과일이나 별로 다를 게 없다.

모두 당분이다. 우리 몸이 사용하는 에너지원이다.

설탕이나 밥이나 별로 다를 게 없다.

모두 탄수화물이다. 우리 몸이 사용하는 에너지원이다.

설탕이나 고기나 별로 다를 게 없다.

설탕도 고기도 모두 우리 몸이 사용하는 에너지원이다.

우리 몸은 나무를 먹을 수 없고, 석유를 먹을 수 없지만,

과일과 밥, 고기와 설탕을 먹을 수 있다.

설탕도 밥, 과일, 고기처럼 훌륭한 에너지원이다.

문제는 설탕에 있지 않다.

설탕과 설탕을 먹는 사람 사이의 관계에 있다.

설탕이 나쁜 게 아니라, 너무 많이 먹는 게 나쁘다.

밥이건, 과일이건, 고기건 너무 많이 먹는 게 나쁘다.

지금 우리는 설탕을 많이 먹는다.

많이 먹어도 너무 많이 먹는다.

그게 문제다. 설탕 섭취를 줄여야 한다.

줄여도 대폭 줄여야 한다.

그런데 설탕을 적게 먹는 건 쉽지 않다.

우리는 단맛을 좋아한다.

본능적으로 단맛을 좋아한다.[57]

갓 태어난 아기도 설탕물을 주면 웃는다고 한다.[58]

"어떻게 설탕 섭취를 줄일 수 있을까?"

금욕주의 같은 걸로는 안 된다.

아무리 설탕 섭취를 줄이겠다고 마음먹어도 안 된다.

우리의 의지는 설탕의 유혹을 뿌리칠 만큼 강하지 않다.

의지로 설탕 섭취를 줄이겠다는 건 부질없는 생각이다.

---

57 데스먼드 모리스, 《털 없는 원숭이》, 210~211쪽 참고.

58 마이클 모스, 《배신의 식탁》, 210~211쪽, 319쪽; 데이비드 버스, 《진화심리학》, 135쪽 참고.

설탕을 적게 먹으려면 적게 먹는 조건을 만들어야 한다.

설탕을 적게 먹는 조건을 만들기 위해 설탕을 사용한다.

설탕을 먹어서 설탕 섭취를 줄인다.

얼핏 들으면 그 자체로 모순인 것 같다.

물론 지금처럼 설탕을 먹으면 안 된다.

설탕 섭취를 줄이는 방식으로 설탕을 먹어야 한다.

설탕의 달콤한 맛은 즐거움을 준다.

달콤한 음식을 먹는 이유는 그 즐거움을 느끼려는 거다.

달콤한 맛은 즐거움을 주는 능력이 있다.

하지만, 능력은 실현되는 조건이 갖추어져야 실현된다.

설탕의 능력도 실현되는 조건이 갖추어져야 실현된다.

조건이 갖추어져야 즐거움을 준다.

그 조건은 먹는 사람과의 관계에 있다.

먹는 사람이 단맛을 즐겁게 느끼는 상태로 있어야 한다.

그래야 설탕이 즐거움을 줄 수 있다.

이미 단맛에 싫증 나 있는 사람은 즐거움을 느낄 수 없다.

아무리 달콤한 음식도 맛있게 느껴지지 않는다.

달콤한 음식에서 즐거움을 얻으려면, 시간이 필요하다.

단맛에 대한 기억이 사라질 때까지 기다려야 한다.[59]

달콤한 음식을 연거푸 먹으면 단맛이 지겨워진다.

단맛이 즐거움을 주지 않는다.

단맛을 즐겁게 느끼려면 뇌에서 단맛이 사라져야 한다.

단맛으로 가득 찬 뇌를 비우는 시간이 필요하다.

여기에 주목하라! 여기가 약한 고리다.

우리를 뚱뚱하게 만드는 비만 구조의 약점이 여기에 있다.

카라멜 마끼아또의 단맛으로 여기를 끊는다.

뇌에서 단맛이 사라지는 기회를 주지 않는다.

뇌가 단맛의 즐거움을 느낄 수 없는 상태를 유지한다.

단맛에 싫증 난 상태를 계속 유지한다.

설탕을 계속 먹어서 단맛이 지겹도록 만든다.

단맛을 느낄 수 있는 뇌용량이 가득 찬다.

메일폭탄으로 공격받은 컴퓨터 서버처럼 마비된다.

더 이상 단맛의 정보를 처리할 여유 공간이 없어진다.

단맛이 즐거움을 주지 않는다. 지겨워진다.

단 음식이 달기는 하지만 매력적이지 않다.

그저 달다. 매력이 아니라 속성으로만 느껴진다.

과자도, 초콜릿도, 아이스크림도 모두 지겹다.

---

59 김성훈, 《식욕만족 다이어트》, 305~309쪽 참고.

입에 대기가 싫다. 굳이 먹어야 할 이유가 없다.

안 먹는다. 안 먹으니 에너지가 섭취되지 않는다.

살을 찌울 수 없고 이미 찐 살을 유지할 수도 없다.

살이 빠진다.

단맛을 세분해서 정보처리를 지연시킨다

우리의 감각은 주어진 정보(자극)에 점점 익숙해진다.

익숙해진 정보는 점점 무뎌지고 당연한 것으로 느껴진다.

밤에 촛불을 켜면 밝다고 느끼지만,

낮에 촛불을 켜도 밝다고 느끼지 못한다.

낮에는 밝은 게 당연하기 때문이다.

태양이 빛나는데 촛불 하나 더 켠다고 달라질 게 없다.

음식의 맛에 대한 정보도 마찬가지다.

과일을 먹으면 달다고 느끼지만,

아이스크림을 먹다가 과일을 먹으면 달지 않다.

뇌가 아이스크림의 단맛에 익숙해져 버렸기 때문이다.

과일은 달지만 아이스크림은 더 달다.

아이스크림의 단맛에 익숙해진 뇌에 과일은 달지 않다.

단맛은 모두 설탕의 단맛으로 환원된다.

설탕의 단맛에 익숙해지면,

아이스크림도 과일도 다른 식품의 단맛도 달지 않다.

단맛이 단맛을 잃는다.

단맛이 느껴져도 매력적이지 않다.

그냥 단맛이라는 속성이 느껴질 뿐이다.

단맛이 즐거움을 주지 못한다.

우리를 과식하게 만드는 힘이 사라진다.

그런데, 여기에 문제가 있다.

설탕의 단맛이 계속 느껴지지는 않는다.

시간이 지나면서 설탕의 단맛이 점점 사라진다.

점점 원래의 상태로 돌아간다.

아이스크림이 다시 달콤해지고,

과일도 다시 달콤해진다.

다시 단맛이 즐거움을 준다.

다시 과식을 유발하는 힘이 생긴다.

이걸 막으려면 설탕 맛을 계속 느껴야 한다.

설탕을 계속 먹어 뇌에 단맛을 계속 공급해야 한다.

하지만 설탕을 계속 먹으면 설탕 섭취가 늘어난다.

섭취를 줄이면서도 단맛을 계속 느끼는 방법이 필요하다.

그래서 설탕 맛을 세분한다.

시간의 간격을 두고 여러 번에 나누어서 먹는다.

정보처리의 곱하기를 더하기로 바꾼다

"5를 100번 더하면 얼마가 될까?"
500이다. 답을 구하는 방법은 두 가지다.
(1) '5 × 100=500.' 이런 식으로 1번 곱하는 방식.
(2) '5+5+5…=500.' 100번 더하는 방식.

10g의 설탕을 먹는다고 생각해 보자.
설탕은 단맛을 준다.
단맛은 사물의 언어로 뇌에게 말한다.
설탕이 좋은 에너지원이라고 말해 주는 거다.
단맛을 느끼는 데는 0.1g의 설탕이면 충분하다.
10g 설탕의 정보를 계산하는 방식도 두 가지다.
(1) '0.1g × 100=10g.' 이렇게 1번 곱하는 방식.
(2) '0.1g+0.1g+0.1g… = 10g.' 100번 더하는 방식.

뇌는 1번 곱하는 방식으로 계산한다.
뇌는 음식의 정보를 하나하나 계산하지 않는다.
일부만 받아들이고 나머지는 같은 거로 처리한다.
99%의 설탕이 가진 정보는 숫자로만 처리된다.
단맛이라는 정보는 1번만 뇌에서 처리된다.
나머지 99%는 처리되지 않는다.
10g의 에너지가 섭취되고, 0.1g의 정보만 처리된다.
이것이 뇌의 효율적인 정보처리방식이다.

이 효율성이 우리를 과식할 수 있게 만든다.

많은 에너지를 섭취해도 정보처리에 문제가 없다.

우리는 이 효율성과 싸워야 한다.

정보처리 과정에 문제가 생기도록 만든다.

설탕 맛을 세분하고, 여러 번에 나누어서 먹는다.

정보를 곱하는 방식에서 더하는 방식으로 바꾼다.

뇌가 정보를 하나하나 처리하도록 만든다.

'0.1g+0.1g+0.1g… = 10g.'

이렇게 같은 정보를 100번 더하는 방식이다.

나머지 99%도 숫자가 아니라 미각 정보로 처리된다.

단맛이라는 미각 정보가 100번 뇌에서 처리된다.

10g의 에너지가 섭취되고, 10g의 정보가 처리된다.

정보처리량이 100배가 된다.

같은 정보가 계속 반복된다.

뇌가 같은 정보에 싫증을 낸다.

아무리 즐거운 정보도 계속되면 즐겁지 않다.

달콤한 맛이 즐거움을 주는 능력을 잃는다.

우리는 달콤한 음식을 과식하는 능력을 잃는다.

이것이 다이어트의 비효율적인 정보처리 방식이다.

한 번에 10g의 설탕을 다 먹으면 달콤하다.

한 번에 0.1g의 설탕만 먹어도 달콤하다.

두 경우 모두 달콤하다고 느낀다.

한동안 달콤한 맛의 이미지가 남아 있다.

그 이미지가 남아 있는 동안은 단 음식이 맛이 없다.

하지만 달콤한 맛은 곧 사라진다.

10g을 먹어도 0.1g을 먹어도 사라진다.

단맛이 사라지고 나면 다시 달콤한 음식이 맛있어진다.

여기까지는 다르지 않다.

이때 0.1g의 설탕을 다시 먹으면 다시 달콤하다.

한동안 달콤한 맛의 이미지가 남아 있다.

그 이미지가 남아 있는 동안은 단 음식이 맛이 없다.

또 사라지고, 또 먹고, 또 사라진다.

이런 과정이 반복된다.

10번을 반복해도 1g의 설탕을 먹는다.

설탕 섭취를 줄이면서도, 설탕 맛을 계속 느낀다.

음식의 단맛이 계속 즐거움을 주지 못한다.

우리를 과식하게 만드는 단맛의 힘이 계속 사라진다.

우리는 달콤한 음식을 과식하지 못하게 된다.

설탕 섭취가 대폭 줄어든다. 설탕만이 아니다.

단 음식에 포함된 에너지 전체의 섭취가 줄어든다.

에너지 섭취도 대폭 줄어든다.

카라멜 마끼아또를 다이어트 보조제로 사용한다

이렇게 설탕은 다이어트 보조제로 우수하다.

(1) 순수하게 강렬한 단맛을 낸다.

(2) 미세한 가루여서 맛을 세분하기 쉽다.

(3) 가격이 싸고, 구하기 쉽고, 저장하기도 쉽다.

개인적으로 나는 처음에 설탕을 다이어트 보조제로 썼다.

지금도 설탕이면 충분하다고 생각한다.

하지만 설탕으로 다이어트를 하면 좀 불편한 점이 있다.

우리가 다른 사람들과 함께 살고 있기 때문이다.

우리의 행동은 다른 사람에게 영향을 준다.

그리고 다른 사람으로부터 영향을 받는다.

우리는 그 관계를 무시할 수 없다.

그래서 특이한 행동을 잘 하지 않는다.

설탕을 그냥 먹는 행동은 좀 특이한 행동이다.

설탕을 먹고 있으면 사람들이 이상하게 쳐다본다.

사람들이 자꾸 물어본다.

왜 설탕을 먹는지 설명하기가 귀찮다.

설명하기도 쉽지 않다.

설명해 줘도 계속 이상한 눈으로 쳐다본다.

동물원 원숭이가 된 기분이다.

들키지 않게 숨어서 먹으려니 너무 궁색하다.

뭔가 좀 떳떳하게, 당당하게, 눈치 보지 않고,

설탕을 먹을 수 있는 방법이 없을까?

그러다가 찾은 것이 카라멜 마끼아또!

카라멜 마끼아또가 답이다.

카라멜 마끼아또는 강렬한 단맛을 낸다.

음료수여서 마시는 양을 세분하기 쉽다.

조금씩 나누어 마시면 된다.

가격이 그다지 비싸지 않고 구하기도 쉽다.

남은 걸 보관하기도 쉽다. 마시다가 그냥 놔두면 된다.

무엇보다 커피를 마시는 행동이 특이하지 않다.

요즘 우리는 커피 마시는 게 일상이 되었다.

커피 마시는 사람에게 왜 마시는지 묻지 않는다.

그냥 "커피를 마시는구나." 생각한다.

아메리카노건, 카페 라떼건, 카라멜 마끼아또건

왜 그 종류의 커피를 마시는지도 묻지 않는다.

그냥 개인의 취향이라고 생각한다.

그래서 카라멜 마끼아또를 설탕의 대용품으로 쓴다.

커피를 마시지만, 동시에 설탕을 먹는다.

커피를 마시려고 마시는 게 아니다.

설탕을 먹으려고 커피를 마시는 거다.

만약 당신이 커피를 마시고 싶다면 커피를 마셔라.

다이어트는 그것과 별개다.

카라멜 마끼아또 한 잔을 따로 준비해서 다이어트한다.

설탕을 먹고 있지만, 겉모습은 커피를 마시고 있다.

아무도 이상하게 생각하지 않는다.

반드시 카라멜 마끼아또일 필요는 없다.

커피에는 설탕이 듬뿍 들어간 게 많다.

충분히 달콤하기만 하다면 어떤 커피라도 상관없다.

좀 덜 달다 싶으면 설탕이나 시럽을 더 넣으면 된다.

반드시 커피일 필요도 없다.

충분히 달콤하기만 하다면 어떤 음료수라도 가능하다.

커피를 마시는 게 아니라, 설탕을 먹고 있는 거다.

이걸 기억해라.

커피를 마시는 건 겉모습일 뿐이다.

이것만 기억하면 어떤 음료수라도 상관없다.[60]

---

60 음료수뿐만 아니라 사탕, 초콜릿, 달콤한 과자 등으로도 가능하다. 다만, 사탕, 초콜릿, 과자 같은 것은 설탕이나 음료수와 달리 세분하기가 쉽지 않다. 남은 걸 보관하기도 쉽지 않다. 해 보면 불편하다. 그래서 나는 음료수, 그중에서도 카라멜 마끼아또를 다이어트 보조제로 선택했다. 하지만 당신이 반드시 카라멜 마끼아또를 선택해야 할 이유는 없다. 충분히 달콤하기만 하다면 어느 것이건 당신이 좋아하는 식품으로 하면 된다.

제4편

달지 않은 식품에 대한 식욕을 없앤다

꿀이 어떤 사람들에게는 달게,

어떤 사람들에게는 쓰게 나타나기 때문에,

꿀 그 자체는 달지도 쓰지도 않다.[61]

- 데모크리토스 -

---

61 김인곤 외, 《소크라테스 이전 철학자들의 단편 선집》, 568쪽에 인용된 데모크리토스의
글을 일부 수정하여 재인용. 데모크리토스(Democritos, BC 460년경~BC 370년경)는
고대 그리스의 철학자다.

미각의 잔상을 이용한다

감각이 주는 인상은 현악기와 비슷하다.[62]

관악기는 불기를 중단하면 곧 소리도 나지 않는다.

반면 현악기는 현을 튕긴 뒤에도 여운이 남는다.

그 소리는 점점 잦아드는데, 감각 인상이 이와 비슷하다.

인상을 주는 자극이 사라져도 잔상이 남는다.

잔상은 시간이 지남에 따라 점점 잦아든다.

그런데, 자극에 익숙해진 상태에서 그 자극이 사라지면,

뇌는 그 자극과 반대되는 자극을 잔상으로 느낀다.

시각의 보색잔상이 대표적인 예다.

어떤 색을 응시하다가 흰색을 보면 보색이 보인다.

예를 들어 빨간색을 계속 보다가 흰색을 보면

빨간색의 보색인 청록색의 얼룩이 보인다.

그래서 의사들이 청색이나 녹색의 수술복을 입는다.

수술 중에 잔상이 생기는 걸 막는 거다.

이런 현상은 미각에서도 일어난다.

---

62 데이비드 흄, 《인간이란 무엇인가》, 401쪽, 479쪽 참고.

시각의 잔상은 비교적 잘 알려져 있다.

반면 미각의 잔상은 잘 알려져 있지 않다.

별로 중요하지 않기 때문이다.

잔상은 익숙한 자극이 사라진 뒤에 남은 흔적이다.

시간이 지날수록 점점 약해져서 사라진다.

일시적으로만 나타나는 현상이다.

수술하는 의사는 순간순간의 판단이 중요할 수 있다.

한순간의 잘못된 판단이 큰 문제를 일으킬 수 있다.

잔상이 사라지는 짧은 시간도 중요하다.

반면 미각의 잔상은 그다지 중요하지 않다.

어차피 시간이 지나면 저절로 없어진다.

미각이 잔상을 남긴다는 사실을 안다고 달라질 게 없다.

그래서 별로 안 중요하다.

적어도 지금까지는 별로 안 중요했다.

그래서 별로 관심도 없었다.

하지만, 다이어트에서는 다르다.

다이어트는 미각의 잔상이 중요하다.

쓴 음식을 먹고 난 후에는 단맛이 잔상으로 남는다.

쓴 음식을 먹으면 그 음식이 침에 녹아든다.

침 속에 쓴맛이 가득하다. 강렬한 쓴맛이다.

하지만 이 쓴맛도 익숙해지면 무덤덤해진다.

강렬한 쓴맛이 밋밋한 맛으로 느껴진다.

시간이 지나면서 침을 삼켜서 먹는다.

음식이 녹아든 쓴맛의 침은 점점 사라진다.

새로운 침이 만들어져 나온다.

새로 만들어진 침은 쓰지 않다.

입속에 쓰지 않은 침이 고인다.

평소에는 자기의 침 맛이 느껴지지 않는다.

너무 익숙해 아무 맛도 나지 않는다.

하지만, 쓴맛에 익숙해지면 자기 침 맛이 달게 느껴진다.

입맛이 달다. 다른 음식들도 달고 맛있게 느껴진다.

식욕이 올라가고, 더 많이 먹을 수 있게 된다.

쓴맛이 입맛을 돋우어 많이 먹게 만든다

"달래, 냉이, 씀바귀, 나물 캐오자."

'봄맞이 가자' 라는 동요에 나오는 가사다.

동무들과 봄맞이 가서 봄나물을 캐 온다.

달래, 냉이, 씀바귀는 모두 쓴맛이 난다.

겨울이 지나고 봄이 오면 나른하고 입맛이 없다.

춘곤증이 생겨 피곤하고 힘이 없다.

특별히 몸 어느 곳이 아프지는 않지만,

많이 먹고 왕성하게 소화시킬 힘이 없다.

많이 먹기에 부적합한 몸 상태다. 그래서 입맛이 없다.

그럴 때 달래, 냉이, 씀바귀 같이 쓴 나물을 먹는다.

나물의 쓴맛에 익숙해지면서 쓴맛의 잔상이 생긴다.

입맛이 달게 느껴지고, 음식들이 더 맛있어진다.

나물의 쓴맛이 입맛을 돋우어 많이 먹게 만든다.

이와 비슷하게 서양에서는 식전주(apértif)를 마신다.

식사 전에 식전주로 마시는 술은 맛이 쓰다.

술의 쓴맛이 입맛을 돋우어 음식을 맛있게 만든다.

음식을 더 맛있게, 더 많이 먹을 수 있게 만든다.

다이어트는 반대다.

단 음식으로 식욕을 사라지게 한다.

단 음식을 먹어 단맛이 익숙해지면 입맛이 쓰다.

이 쓴 입맛을 이용한다.

카라멜 마끼아또를 마시면 침이 설탕물처럼 된다.

침이 달다. 단맛에 점점 익숙해진다.

시간이 지나면서 침을 삼켜서 먹는다.

설탕물 같은 단맛의 침은 점점 사라진다.

새로운 침이 만들어져 나온다.

새로 만들어진 침은 달지 않다.

입속에 달지 않은 침이 고인다.

단맛에 익숙해지면 달지 않은 침이 쓰게 느껴진다.

입맛이 쓰다. 다른 음식들도 쓰고 맛없게 느껴진다.

식욕이 사라진다.

맛있는 음식은 맛있다.

맛있다는 건 우리를 과식하게 만드는 힘이 있다는 거다.

하지만 그 힘은 작동조건이 갖추어져야 작동한다.

우리가 맛있다고 느끼는 상태에 있어야 한다.

그래야 과식하게 만드는 힘이 작동할 수 있다.

식욕이 없으면 맛있는 음식이 맛있다고 느껴지지 않는다.

맛있는 음식이 우리를 과식하게 만들지 못한다.

우리는 과식하는 능력을 잃는다.

과식하지 못하게 된다.

단맛이 쓴 입맛을 만들고, 쓴 입맛이 뇌를 속인다

몸이 아파 음식을 소화시킬 수 없을 때 입맛이 쓰다.

소화시킬 수 없으니 '먹지 마라'고 몸이 말하는 거다.

지금은 소화시킬 수 없는 몸 상태라는 의미다.

너무 슬플 때도 입맛이 쓰다.

아주 많이 먹었을 때도 입맛이 쓰다.

이런 경우에는 먹고 싶지 않다.

그래서 먹지 않는다.

단 음식을 먹고 난 후에도 쓴 입맛이 느껴진다.

카라멜 마끼아또를 한 모금 맛본다.

카라멜 마끼아또 자체는 달지만, 잔상이 남는다.

그 잔상이 쓴 입맛을 만든다.

입맛을 다셔보면 입맛이 쓰다.

아프거나 슬프거나 과식한 다음 날 쓴 입맛과 비슷하다.

느낌은 비슷하지만 서로 다른 거다.

하지만 뇌는 이걸 구별하지 못한다.

뇌는 비슷한 것을 같은 것으로 인식한다.

심리학에는 '흔들다리 효과'라는 게 있다.[63]

캐나다의 심리학자들이 실험을 했다.

한쪽 사람들은 높고 흔들리는 다리를 건너가게 하고,

다른 쪽 사람들은 낮고 안정된 다리를 건너가게 했다.

다리 건넌 후 이성의 도우미가 다가와 질문을 한다.

그리고 연락하라며 자신의 전화번호를 알려 준다.

실험 결과 높고 흔들리는 다리를 건넌 사람들이

낮고 안정된 다리를 건넌 사람들보다 더 많이 연락했다.

연락한 건 이성에게 더 호감을 가진 거라고 볼 수 있다.

왜 이런 결과가 나왔을까?

위험할 때는 심장박동이 빨라진다.

호감이 가는 이성을 만나도 심장박동이 빨라진다.

뇌는 이 둘을 구별하지 못한다.

그래서 위험에서 오는 신호를 호감의 신호로 착각한다.

심리학자들은 데이트에서도 비슷한 현상이 생긴다고 한다.

무서운 영화를 함께 보면 상대에게 호감이 생긴다.

영화를 함께 봤고, 심장박동이 빨라졌다. 흥분한 상태다.

영화가 주는 공포인지, 상대방에 대한 호감인지 헷갈린다.

데이트를 하면서 따뜻한 차를 마시면 호감이 생긴다.

---

63 존 바그, 《우리가 모르는 사이에》, 162~163쪽 참고.

함께 따뜻한 차를 마셨다. 몸이 따뜻해지는 느낌이 든다.

데이트를 하면서 따뜻함을 느꼈다.

차가 주는 따뜻함인지 상대방의 따뜻함인지 헷갈린다.

데이트를 하면서 맛있는 음식을 먹으면 호감이 생긴다.

함께 맛있는 음식을 먹었다. 기분이 좋아진다.

데이트를 하면서 기분이 좋았다.

음식이 주는 쾌감인지, 상대에 대한 호감인지 헷갈린다.

달콤한 커피를 마실 때도 비슷한 현상이 생긴다.

커피의 단맛이 만드는 쓴 입맛을 다른 것과 혼동한다.

입맛이 쓰면 아프거나 슬프거나 과식했다고 느낀다.

현재 몸 상태가 소화하기에 부적합한 상태라고 느낀다.

식욕이 사라진다. 뭘 먹고 싶지가 않다.

먹고 싶지 않으니 먹지 않는다.

먹지 않으니 몸에 에너지가 공급되지 않는다.

이런 현상은 우리가 일상적으로 느낀다.

하지만, 그것만으로는 다이어트가 될 수 없다.

시간이 지나면서 잔상이 사라져 버리기 때문이다.[64]

---

64 잔상에 의한 각성이 지속되지 못하고, 일시적으로 나타났다가 사라지는 이유에
대해서는 조셉 르두, 《느끼는 뇌》, 388~390쪽 참고.

무서운 영화를 함께 본다고 사랑이 이루어지지는 않는다.

따뜻한 차를 마시고, 맛있는 음식을 먹어도 마찬가지다.

호감이 생겼다고 느끼는 것도 일시적이다.

뇌가 잠시는 속지만 시간이 지나면 원래 상태로 돌아온다.

쓴 입맛도 마찬가지다.

커피의 단맛으로 쓴 입맛을 만들어도, 잠시뿐이다.

시간이 지나면서 점점 쓴 입맛이 사라진다.

점점 달지 않은 침이 익숙해진다.

달지 않은 침이 익숙해지면 입맛이 쓰지 않다.

침 맛을 맛보아도 쓰다는 느낌이 들지 않는다.

점점 식욕이 살아난다.

다이어트는 여기서부터다.

이때 카라멜 마끼아또를 다시 한 모금 마신다.

다시 쓴 입맛이 생긴다.

다시 식욕이 사라진다.

뭘 먹고 싶지가 않다.

먹고 싶지 않으니 간식을 먹지 않는다.

먹지 않으니 에너지가 유입되지 않는다.

시간이 지나면서 쓴 입맛이 다시 사라진다.

다시 식욕이 살아난다.

다시 카라멜 마끼아또를 마신다.

다시 식욕이 사라진다.

이런 과정을 계속 반복한다.

계속 식욕이 사라진다.

계속 과식하지 않는다. 살이 빠진다.

제5편

식사 중에 과식하는 식욕을 없앤다

마음이 거기에 있지 않으면

보아도 보이지 않고,

들어도 들리지 않고,

먹어도 그 맛을 알지 못한다.

-《대학》-

뇌가 속지 않는데... 이걸 어쩐다?

앞에서 단맛으로 달콤한 음식에 대한 식욕을 없애고,

쓴 입맛으로 달지 않은 음식에 대한 식욕을 없앴다.

이제 마지막으로 식사 중에 과식하는 식욕을 없앨 차례다.

지금 우리는 식사로 요리된 음식을 먹는다.

인공적으로 맛있게 만든 음식이다.

식사로 먹는 음식도 간식처럼 맛있다.

식사 중에도 과식 행동이 유발된다.

이 과식 행동을 멈추어야 한다.

식사로 먹는 음식의 매력을 사라지게 한다.

그래서 필요한 만큼만 먹도록 만든다.

그런데, 식사는 달콤한 음식이 아니다.

카라멜 마끼아또의 단맛으로 식욕을 없앨 수 없다.

단맛이 만드는 쓴 입맛으로 뇌를 속일 수도 없다.

음식을 먹기 전에는 뇌를 속일 수 있다.

쓴 입맛으로 먹고 싶은 식욕이 사라진다.

식욕이 없으니 먹지 않는다.

뇌가 속는다. 식욕이 사라진다.

문제는 음식을 먹고 있을 때다.

입안에 음식이 있을 때는 이렇게 속일 수가 없다.

일단 먹기 시작하면 음식의 미각 정보가 수용된다.

미각 정보에 접속하고, 새로운 정보의 흐름이 시작된다.

미각 정보가 뇌에서 음식의 미각 이미지를 생성한다.

음식의 미각 이미지 때문에 쓴 입맛이 사라진다.

쓴 입맛 같은 건 여기서 통하지 않는다.

먹기 싫은데… 먹어보면 맛있다

살다 보면 밤늦게까지 과식하고 자는 날이 있다.
직장에서 회식을 하거나, 친구들과 술을 마시거나,
야식을 먹거나 해서 밤늦게까지 먹는 날이 있다.
다음 날 아침에 일어나면 입맛이 쓰다.
식욕이 없다. 뭘 먹고 싶지가 않다.
먹어도 많이 먹을 것 같지 않다.
"아침으로 한 술만 떠야지." 생각하고 먹는다.
그런데 한 입 먹는 순간 확 바뀐다.
한 입 먹는 순간 맛있다.
분명 식욕이 없었는데… 너무 맛있다.
쓴 입맛 같은 건 흔적도 없이 사라진다.
전등불이 '탁' 켜지는 것처럼 식욕이 '탁' 켜진다.
어느새 밥 한 그릇을 다 비운다.

간식의 경우에는 별문제 없다.

쓴 입맛으로 식욕이 사라지면 먹고 싶지 않다.

먹지 않는다. 먹지 않으면 된다.

음식을 입에 넣지 않는다. 그래서 문제가 없다.

문제는 식사다. 우리는 식사를 해야 한다.

밥을 안 먹을 수는 없다. 안 먹으면 굶어 죽는다.

살기 위해서는 반드시 먹어야 한다.

그런데 지금 식사로 요리된 음식을 먹는다.

요리된 음식은 자연적인 음식보다 더 맛있다.

식사로 먹는 음식도 과식 유발 능력을 가진다.

식사 중에 과식이 유발되고 과식하게 된다.

이 과식 행동을 막아야 한다.

식사 중의 과식은 음식을 먹고 있을 때 생긴다.

입안에 음식이 있는 상태에서 과식하는 거다.

쓴 입맛으로 뇌를 속일 수 없다.

식사는 해야 하고, 식사를 하면 과식한다.

식사 중에 과식하지 않게 만들어야 한다.

하지만 식사 중에는 뇌를 속일 수 없다.

이게 문제다.

배는 부른데… 수저가 멈추어지지 않는다

누구나 이런 경험이 있을 거다.

밥을 먹다가 배부르다는 걸 느낀다.

더 이상 못 먹을 정도로 배부른 건 아니다.

하지만 더 이상 배고프지도 않다. 그걸 느낀다.

여기서 그만 먹어도 되겠다고 생각한다.

'그만 먹을까' 하고 잠시 고민한다.

하지만, 먹고 있는 음식이 맛있다.

먹는 게 여전히 즐겁다.

그만 먹기에는 너무 맛있고, 너무 즐겁다.

밥숟가락을 놓고 싶지 않다.

도저히 여기서 그만둘 수 없다. 더 먹는다.

완전한 포만감을 느낄 때까지 먹는다.

더 이상 먹을 수 없을 때 멈춘다.

다 먹고 난 다음에 생각해 보면 좀 한심하다.

분명히 식사 중에 배고프지 않다고 느꼈다.

'그만 먹을까' 하고 잠시 고민했다.

하지만 멈추지 못했다. 과식했다.

"이걸 어쩐다?"

음식의 매력이 우리의 주의를 끌어당긴다

사물이 가지는 의미는 고정되어 있지 않다.

우리가 무엇에 관심을 가지느냐에 따라 의미가 달라진다.

관심이 바뀔 때마다 사물이 달리 보인다.

관심 있는 대상은 우리에게 매력적이다.

우리의 주의를 끌며 의식의 전경으로 나온다.

나머지 대상은 무시되고 의식의 배경으로 들어간다.

거실에서 칵테일 파티가 열린다고 해 보자.[65]

술주정뱅이는 술에 관심이 있다. 술만 본다.

손님, 소파, 벽화 따위는 중요하지 않다.

화가는 그림에 관심이 있다.

방 안에 있는 대상 중 그림만 본다.

친구를 찾는 사람은 친구에게만 관심이 있다.

친구를 찾을 때까지 사람들의 얼굴만 본다.

대화하는 사람은 관심의 대상이 수시로 변한다.

대화를 나눌 때는 대화가 되고,

---

65 프리츠 펄스, 《펄스의 게슈탈트 심리치료》, 22~24쪽 참고.

대화가 끝나서 앉고 싶으면 소파가 된다.

마지막으로 파티 자체에 관심 없는 사람도 있다.

그에게 파티 장면은 의미 없고 산만하기만 하다.

어떤 대상이 관심을 끌 때까지 그 상태가 지속된다.

배고플 때는 음식이 매력적이다.

음식이 주의를 끌며 의식의 전경으로 나온다.

배고픈 사람은 에너지가 부족하다.

몸에 에너지가 부족하면 배고픔이 생긴다.

배고픔은 불쾌하다. 고통스럽다.

이때 음식을 먹으면 배고픔이 사라진다.

배고픔의 불쾌감도 사라진다.

음식을 먹어 불쾌감을 피하고 싶다.

그 욕구가 자연적인 식욕이다.

자연적인 식욕은 음식을 원한다.

음식에 있는 에너지를 원한다.

에너지를 보충하는 게 주된 관심사다.

에너지를 가진 모든 음식이 매력적이다.

음식이 주의를 끌어당긴다. 의식이 음식에 집중된다.

음식을 먹으면 에너지가 충족된다.

에너지가 충족되면 배고픔이 사라진다.

배고픔의 불쾌감도 사라진다. 식욕이 충족된다.

식욕이 충족되면 음식의 매력이 사라진다.

음식이 더 이상 주의를 끌어당기지 못한다.

의식집중이 해소되고, 먹는 행동을 멈춘다.

배고프지 않을 때는 음식이 매력적이지 않다.

주의를 끌지 못하고 의식의 배경에 머문다.

하지만 맛있게 요리된 음식은 다르다.

맛있는 음식은 배부른 사람에게도 매력적이다.

맛있는 음식은 인공적인 식욕을 만든다.

맛있는 음식을 먹는 건 즐겁다. 그 즐거움을 느끼고 싶다.

이건 배고픔과 관계없다. 에너지와 관계없다.

단지 즐거움을 느끼고 싶은 거다.

즐거움이 주의를 끌어당긴다.

의식이 음식에 집중된다.

즐거움을 느끼기 위해 음식을 먹고 싶다.

그 욕구가 인공적인 식욕이다.

인공적인 식욕은 음식의 맛을 원한다.

음식이 주는 맛의 즐거움을 원한다.

인공적인 식욕에 따라 음식을 먹는다.

자연적인 식욕은 에너지가 충족되면 사라진다.

인공적인 식욕은 에너지와 관계없다.

에너지가 충족되어도 사라지지 않는다.

집중된 의식이 해소되지 않는다. 계속 먹는다.

맛의 즐거움이 계속 주의를 끌어당긴다.

집중된 의식상태를 유지하며 과식하게 만든다.

맛이 주는 즐거움이 사라져야 의식집중이 해소된다.

그때서야 먹는 행동을 멈춘다.

하지만 이미 과식해 버렸다.

몸에 과도하게 에너지가 공급된 이후다.

인공적인 식욕은 에너지를 원하지 않는다.

원하지 않지만 먹은 음식은 에너지를 공급한다.

인공적인 식욕이 우리를 뚱뚱하게 만든다.

인공적인 식욕이 유발하는 과식을 멈추어야 한다.

쓴 입맛으로 뇌를 속이는 건 안 된다.

식사 중에는 뇌가 속지 않는다.

우리는 식사 중에 식욕을 없애는 법을 모른다.

이걸 바로 없앨 방법은 아직 없다.

하지만, 단맛에 대한 식욕을 없애는 방법은 안다.

뇌가 단맛에 익숙해지게 만드는 거다.

이걸 이용한다.

속지 않는 뇌를 단맛으로 유혹한다.

식사에 집중된 주의를 달콤한 디저트로 옮긴다.

주의가 옮겨 가면 식욕도 옮겨간다.

식사에 대한 식욕이 사라진다.

디저트에 대한 식욕이 생긴다.

식욕이 옮겨 가면 디저트에 대한 식욕을 없앤다.

달콤한 맛의 폭탄으로 뇌 서버를 마비시킨다.

쓴 입맛이 느껴지고 디저트에 대한 식욕이 사라진다.

매력은 더 큰 매력이 나타나면 사라진다

매력(魅力)은 인력(引力)처럼 끌어당기는 힘이다.

인력은 물질세계에서 끌어당기는 물리적인 힘이다.

매력은 정신세계에서 끌어당기는 심리적인 힘이다.

매력은 심리적인 인력이다.

만유인력이 모든 물체를 지구로 끌어당기듯이,

매력은 인간의 주의를 매력적인 대상으로 끌어당긴다.[66]

끌어당겨 잡아서는 벗어나지 못하도록 쥔다.

물귀신이 손을 뻗어 물에 빠진 사람을 끌고 가듯이,[67]

매력은 우리의 의식을 끌어당겨 놓아 주지 않는다.

음식의 매력도 같다.

음식의 매력도 우리를 끌어당겨 놓아 주지 않는다.

음식이 가진 매력의 원천에는 두 가지가 있다.[68]

에너지가 주는 기쁨과 맛이 주는 즐거움이다.

---

66 사랑은 영혼의 중력, 즉 영혼의 운동을 쉽게 하는 만유인력의 법칙이다(한나 아렌트, 《정신의 삶: 사유와 의지》, 113쪽).

67 매력(魅力)의 매(魅)자에는 귀신 귀(鬼)자가 들어 있다. 원래 매(魅)는 이매망량(魑魅魍魎)의 매(魅)로 도깨비나 귀신같은 것을 의미한다. 매력은 도깨비, 귀신의 힘이라는 의미다.

68 데스먼드 모리스, 《털 없는 원숭이》, 211~212쪽 참고.

그 매력에 끌려 생기는 식욕도 두 가지다.

자연적인 식욕과 인공적인 식욕이다.

자연적인 식욕은 에너지가 주는 기쁨을 원한다.

인공적인 식욕은 맛이 주는 즐거움을 원한다.

음식의 에너지는 매력적이다.

다만 배고플 때만 매력적이다.

배부르면 그 매력이 풀린다.

요리된 음식의 맛도 매력적이다.

이건 배고프지 않아도 매력적이다.

배불러도 매력이 풀리지 않는다.

배불러도 음식을 계속 먹게 만든다.

과식하고 난 후에야 음식 먹기를 멈춘다.

매번 그렇다. 그래서 매번 과식한다.

과식이 우리를 뚱뚱하게 만든다.

이런 상태를 벗어나야 한다.

요리된 음식의 매력에서 벗어나야 한다.

의지로 벗어나려는 건 무모하다.

그런 시도는 매번 실패한다.

의지는 매력을 뿌리칠 만큼 강하지 않다.

음식의 매력은 다른 매력으로 풀어야 한다.

매력은 더 큰 매력이 나타나면 사라진다.[69]

지금 우리는 배고프지 않아도 먹는다.

배고프지 않아도 요리된 음식은 매력적이다.

하지만 더 큰 매력이 나타나면 음식의 매력은 사라진다.

과식은 즐겁지만, 더 큰 즐거움이 나타나면 멈춘다.

더 즐거운 것에 정신이 팔려 과식을 그만두게 된다.

어여웅장(魚與熊掌)이라는 말이 있다.

풀이하면 '물고기와 곰 발바닥'이다.

옛날에 생선요리를 좋아하는 사람이 있었다.

어느 날 곰 발바닥 요리를 먹을 기회가 생겼다.

생선요리와 곰 발바닥 요리를 다 먹을 수는 없다.

생선요리를 먹으면 배부르다.

곰 발바닥 요리를 먹을 수 없다.

곰 발바닥 요리를 먹으면 배부르다.

생선요리를 먹을 수 없다.

둘 중 하나만 먹어야 한다.

그는 생선요리를 좋아한다.

분명 생선요리를 먹는 건 즐겁다.

---

69 조셉 르두, 《느끼는 뇌》, 388~389쪽 참고.

하지만 곰 발바닥 요리를 먹는 건 더 즐겁다.

그래서 생선요리를 포기한다.

생선요리를 싫어해서가 아니다.

곰 발바닥 요리가 더 매력적이기 때문이다.

생선요리는 매력적이다.

생선요리에 주의가 집중된다.

곰 발바닥 요리는 더 매력적이다.

곰 발바닥 요리에 주의가 집중된다.

생선요리에 집중된 주의가 풀린다.

더 큰 매력이 매력적인 것의 매력을 사라지게 한다.

매력은 더 큰 매력이 나타나면 사라진다.

다이어트에서 디저트를 사용한다.

디저트도 요리된 음식이다.

음식은 매력적이지만, 디저트도 매력적이다.

디저트는 식사로 먹는 음식보다 더 매력적이다.

흔히 '밥 배 따로, 과자 배 따로'라는 말을 한다.

식사를 마쳐 배부르다.

더 이상 밥을 먹을 수 없을 만큼 배부르다.

하지만, 과자는 더 먹을 수 있다.

디저트는 더 먹을 수 있다.

식사한 음식은 그다지 매력적이지 않다.

식사한 음식이 맛이 없어서가 아니다.

식사 중에 이미 그 음식 맛에 익숙해졌기 때문이다.

익숙한 맛은 우리에게 즐거움을 주지 못한다.

즐거움을 주는 능력이 없어서가 아니라,

우리가 그 즐거움을 느낄 상태에 있지 않기 때문이다.

디저트는 다르다. 디저트는 여전히 매력적이다.

식사의 맛에 익숙한 사람에게 디저트는 다른 맛이다.

익숙하지 않다. 다른 즐거움을 준다.

그래서 디저트는 배불러도 먹을 수 있다.

디저트는 그 사람에게 식사보다 더 매력적이다.

디저트가 식사보다 더 매력적인 게 아니다.

그 사람이 더 매력적으로 느끼는 상태에 있다.

디저트를 이용해서 다이어트를 한다.

디저트는 원래 식사를 마친 후 먹는 음식이다.

식사를 한 후에 더 많이 먹도록 만든 음식이다.

다이어트에서 쓰는 디저트는 반대다.

식사 중에 디저트를 집어넣는다.

식사에 집중된 관심을 디저트로 옮겨 온다.

식사로 제공된 음식의 매력을 사라지게 만든다.

식사를 더 먹지 못하도록 만든다.

다시 말해 식사를 과식하지 못하도록 만든다.

식사 중의 과식 행동이 사라지게 만든다.

그 디저트로 카라멜 마끼아또를 사용한다.

뒤에 오는 물결이 앞의 물결을 밀어낸다

중식당에서 식사할 때 이런 경우가 생긴다.
여러 사람이 함께 코스요리를 먹기로 했다.
유산슬, 탕수육, 짜장면, 이런 순서로 요리가 나온다.
유산슬이 나와 유산슬을 먹는다.
다른 사람과 이야기하면서 즐겁게 먹는다.
이야기를 하느라 유산슬을 다 먹지 못했다.
그런데, 탕수육이 나와 버린다.
유산슬을 먹는 것은 여전히 즐겁다.
유산슬을 계속 먹고 싶다.
분명히 유산슬을 먹고 싶은 식욕이 있다.
하지만, 탕수육도 먹고 싶다.
새로 나온 탕수육이 더 맛있어 보인다.
마음속으로 생각한다.
"탕수육을 먹고 난 후에 유산슬을 먹어야지."
유산슬이 담긴 접시를 옆으로 살짝 밀어 둔다.
유산슬을 먹지 않으려는 게 아니다.
유산슬을 먹고 싶은 식욕이 여전히 있다.
다만 탕수육이 더 맛있어 보인다.

더 이상 유산슬을 과식할 수 없게 된다.

탕수육을 먹고 난 다음에 먹을 생각이다.

탕수육을 먹는다.

먹고 있는데 다시 짜장면이 나온다.

짜장면을 먹는다.

짜장면을 다 먹은 다음에 유산슬을 먹으려고 한다.

그런데… 그 사이에 뭔가 바뀌어 버렸다.

전등불이 꺼지는 것처럼 식욕이 '탁' 꺼져 버렸다.

유산슬을 먹고 싶은 식욕이 생기지 않는다.

불과 몇 분 전에 분명 식욕을 느꼈는데….

마음속에서 식욕이 사라져 버렸다.

왠지 유산슬에 입맛이 당기지 않는다.

다른 맛이 유산슬의 맛을 지워 버렸기 때문이다.

더 이상 유산슬을 과식하게 만드는 힘이 없다.

유산슬에 대한 과식 능력을 잃는다.

과식 행동을 멈추게 된다.

이런 원리를 이용한다.

카라멜 마끼아또를 이용해 정보의 흐름을 끊는다.

카라멜 마끼아또가 탕수육, 짜장면처럼 작동한다.

식사의 맛에 연결된 정보의 흐름이 끊어진다.

식사를 과식하게 만드는 힘이 사라진다.

우리는 식사에 대한 과식 능력을 잃는다.

식욕이 사라지고, 과식하지 않게 된다.

제6편

다이어트 방법

하지 않음을 하고,
일없음을 일로 삼으며,
맛없음을 맛으로 삼는다.
- 《도덕경》 -

제1부 먹던 대로 먹는다

식단은 어떻게 하는가? 그냥 먹던 대로 먹는다

보통 다이어트 책은 다이어트 식단을 제시한다.

음식을 어떻게 조리해서 어떻게 먹으라고 알려 준다.

그것도 삼시 세끼를 어떻게 먹을지 세세히 알려 준다.

그 식단에 맞춰 먹는 건 너무 불편하다.

나는 늘 물어보고 싶었다.

"책을 쓰신 분은 그 식단대로 먹는가요?"

책을 쓰신 분은 정말 그 식단대로 먹는지 궁금하다.

왜냐하면 나에게는 불가능한 식단이기 때문이다.

나는 직장인이다.

대부분의 직장인은 그런 식단대로 먹을 수 없다.

아침은 식단대로 먹는다고 치자.

점심, 저녁은 어떻게 해야 하나?

매일 도시락을 싸 들고 다녀야 하나?

직장 회식 때는 어떻게 하나?

친구들 모임 때는 어떻게 하나?

직접 해 보면 여간 번거로운 게 아니다.

다른 사람의 시선도 무시할 수 없다.

점심때 동료들과 함께 식사한다.

혼자서만 도시락을 꺼내 먹는다고?

타인의 호기심이 부담스럽다.

왜 다이어트를 하는지,

얼마나 다이어트에 성공했는지,

다이어트 방법은 무엇인지 등등…

밥 한 끼 먹는데 구구하게 설명하기가 귀찮다.

다이어트 말고도 스트레스 쌓이는 일이 산더미다.

다이어트까지 스트레스가 되도록 만들지 마라.

다이어트 방법은 자연스럽고 간편해야 한다.

따로 신경 쓰지 않아도 살이 빠지는 방법이 되어야 한다.

번거로운 일, 하기 싫은 일을 억지로 해서는 안 된다.

억지로 해서는 성공할 수 없고, 오래 지속될 수도 없다.

식단 같은 건 잊어버려라.

다이어트에 따로 식단은 필요 없다.

그냥 먹던 대로 먹으면 된다.

군이 힘들여 다이어트를 하려고 하지 마라.

그냥 먹고 싶은 대로 먹어라.

다만, 식단과 관련해서 한 가지 주의해야 할 게 있다.

식사는 건강한 식사를 해야 한다.

특별한 식단으로 바꾸라는 말이 아니다.

지금의 식사가 건강한 식사인지 점검해 보라는 말이다.

마음대로 마음껏 식사해도 된다.

하지만, 그 식사는 반드시 건강한 식사이어야 한다.

건강한 식사를 해야만 다이어트에 성공할 수 있다.

이것만은 반드시 지켜야 한다.

먹던 대로 먹더라도 건강한 식사는 해야 한다

건강한 식사를 한다

건강하게 식사해야 한다.

그래야 다이어트에 성공할 수 있다.

건강한 식사는 다이어트의 기본이다.

건강한 식사 없이는 성공할 수 없다.

건강한 식사가 무엇보다 중요하다.

이건 반드시 지켜야 한다.

'건강식'이라 하면 뭐가 생각나는가?

아마 '저칼로리 식단'을 떠올릴 거다.

'건강한 식사'는 그런 게 아니다.

오히려 그 반대다.

건강한 식사는 건강하게 식사하는 거다.

'제때에 제대로 식사'하는 거다.

먼저 제때에 식사를 해야 한다.

식사를 거르지 않아야 한다.

아침때 아침 식사를 하고,

점심때 점심 식사를 하고,

저녁때 저녁 식사를 한다.

다음으로 제대로 된 식사를 해야 한다.

충분하고 균형 잡힌 식사를 한다.

필요한 에너지를 충분히 공급하는 식사를 해야 하고,

필수적인 영양소가 부족하지 않도록 식사해야 한다.

건강한 식사하기

1. 제때에 식사하기
(1) 아침때 아침 식사를 하기
(2) 점심때 점심 식사를 하기
(3) 저녁때 저녁 식사를 하기

2. 제대로 식사하기
(1) 충분한 식사하기
(2) 균형 잡힌 식사하기

어렵지 않다.

그냥 먹고 싶은 대로 먹으면 된다.

그게 건강한 식사다.

특별한 식사를 하라는 게 아니다.

식사 시간에 맞춰 먹는다.

먹고 싶은 걸 먹는다.

배부르게 먹는다.

그게 건강한 식사다.

그게 전부다.

다만, 주의해야 한다.

엉뚱한 짓을 하면 안 된다.

착각해서 엉뚱한 짓을 하는 사람들이 있다.

굶거나 편식하는 걸 다이어트라고 착각한다.

굶는 건 바른 다이어트가 아니다.

편식하는 건 바른 다이어트가 아니다.

그런 엉뚱한 짓을 하지 마라.

굶거나 편식하는 식사를 하지 마라.

건강하게, 제때에 제대로 식사해라.

이것이 다이어트의 기본이다.

제때 식사를 한다

매일 제때에 식사한다.

삼시 세끼를 꼬박꼬박 챙겨 먹는다.

아침 식사 시간에 아침 먹고,

점심 식사 시간에 점심 먹고,

저녁 식사 시간에 저녁 먹는다.

아침, 점심, 저녁 한 끼도 거르지 않는다.

우선 '아침 식사'다.

아침에는 다들 바쁘다.

등교 준비하느라 바쁘고,

출근 준비하느라 바쁘다.

아침에는 입맛도 별로 없다.

그래서 아침을 먹지 않는 사람이 많다.

살을 빼기 위해 일부러 안 먹는 사람도 있다.

그러면 안 된다. 아침 식사를 반드시 해라.

되도록 제대로 된 아침 식사를 한다.

도저히 아침 먹을 시간이 없으면,

밥 한 그릇이나 토스트 한 조각이라도 반드시 먹자.

전기밥솥의 시작 버튼만 누르면 알아서 밥이 된다.

냉장고에서 밑반찬만 꺼내 놓으면 된다.

토스트기에 시작 버튼만 누르면 토스트가 된다.

냉장고에서 버터나 잼을 꺼내 바르기만 하면 된다.

그것으로 식사 준비가 끝난다.

아무리 바빠도 그것도 바빠서 못한다는 건 거짓말이다.

다음으로 점심이나 저녁이다.

점심이나 저녁을 먹는 건 어렵지 않다.

학교나 직장에는 식사 시간이 있다.

식사 시간에 식사를 하면 된다.

살을 뺀다고 굶는 건 어리석은 짓이다.

굶는 방법은 잘못된 방법이다.

고통스럽다. 인간의 본성에 반한다.

그런다고 살이 빠지는 게 아니다.

이런 방법은 성공할 수 없다.

이제 바꿔야 한다.

굶는 다이어트는 그만해야 한다.

생각을 바꿔라.

매일 '살 빼는 약'을 챙겨 먹는 사람도 있다.

식사를 '살 빼는 약'이라고 생각해라.

그러면 제때에 하는 식사가 어렵지 않을 거다.

충분한 식사를 한다

식사할 때는 충분한 식사를 한다.

필요한 에너지를 충분히 먹는 식사다.

생명 유지와 신체활동을 위해 에너지가 필요하다.

몸은 한순간도 쉬지 않고 에너지를 소비한다.

아무것도 하지 않고 가만히 있어도,

심장은 계속 뛴다.

폐는 숨을 계속 쉰다.

위장은 음식물을 계속 소화한다.

뇌는 계속 정보를 수용하여 반응한다.

체온은 계속 일정하게 유지된다.

새로운 세포와 체액들이 계속 만들어진다.

이런 몸의 작용은 그냥 되는 게 하나도 없다.

모두 에너지를 소비해야 한다.

소비하는 에너지는 먹는 음식으로 섭취한다.

다른 방법이 없다.

계속 에너지를 쓰기 때문에 계속 먹어야 한다.

쓰는 만큼 먹지 않으면, 생명을 유지할 수 없다.

건강을 유지할 수 없다.

먹어야만 살 수 있다.

먹어야만 건강할 수 있다.

우리 몸이 그렇게 만들어져 있다.

필요한 만큼 반드시 먹어야 한다.

필요한 만큼 충분히 음식을 먹어라.

충분한 식사는 어렵지 않다.

에너지가 부족하면 배가 고프다.

배가 고파서 부족하다는 걸 쉽게 안다.

이때 배부르게 먹으면 된다.

그게 충분한 식사다.

전혀 어렵지 않다.

뭐 특별한 걸 하는 게 아니다.

식사 때 배부르게 먹으라는 거다.

그게 전부다.

다만 잘못된 다이어트가 문제를 만든다.

무조건 적게 먹는 걸 다이어트라고 오해한다.

충분한 식사를 하지 않는다.

필요한 에너지도 섭취하지 않는다.

고통스럽고, 건강을 해친다.

살을 빼도 그 상태를 유지할 수 없다.

잘못된 방법이고, 어리석은 짓이다.

반드시 충분한 식사를 해야 한다.

다이어트에 성공하는 기본적인 조건이다.

균형 잡힌 식사를 한다

다음으로 '균형 잡힌 식사'를 해야 한다.
음식을 골고루 먹는 거다.
필수적인 영양소가 부족하지 않도록 먹는 거다.
이것도 어렵지 않다.
그냥 삼시 세끼를 제대로 챙겨 먹으면 된다.
그러면 저절로 균형 잡힌 식사가 된다.
다른 노력을 더 할 필요가 없다.

필수 영양소가 부족하면 우리 몸이 알려 준다.
그 영양소가 많은 음식에 '입맛이 당긴다'.
무의식적으로 그 음식이 먹고 싶어진다.
안 먹던 음식이 갑자기 먹고 싶어지면,
그 음식을 먹으면 된다.
그게 균형 잡힌 식사다. 전혀 어렵지 않다.

여기서도 잘못된 다이어트가 문제를 만든다.
두부, 사과, 바나나, 쇠고기…
하나의 음식만 먹는 걸 다이어트라고 오해한다.
그래서 그 음식만 먹는다.

설탕이 든 음식, 지방이 든 음식, 탄수화물이 든 음식…

특정한 음식을 먹지 않는 걸 다이어트라고 오해한다.

그래서 그런 음식을 먹지 않는다.

균형 잡힌 식사가 되지 않는다.

필수적인 영양소가 부족해진다.

고통스럽고, 건강을 해친다.

살을 빼도 감량된 체중을 유지할 수 없다.

잘못된 방법이고, 어리석은 짓이다.

이제 정리해 보자.

다이어트에 성공하려면 건강한 식사를 해야 한다.

이걸 반드시 지켜라.

"삼시 세끼를 꼬박꼬박 챙겨 먹어라."

"배부르게 충분히 식사해라."

"편식하지 말고, 균형 잡힌 식사를 해라."

한마디로 말하면,

"삼시 세끼를 제때에 제대로 챙겨 먹어라."

그게 건강한 식사고, 다이어트의 기본이다.

다이어트를 위해 식단을 바꿀 필요는 없다.

그냥 지금까지 먹던 대로 먹으면 된다.

하지만, 한번 잘 살펴봐라.

지금 당신이 먹고 있는 식사가 건강한 식사인가?

건강한 식사가 아니라면 그건 바꿔야 한다.

우리는 건강해지려고 다이어트하는 거다.

건강한 외모를 가지기 위해 다이어트하는 거다.

건강한 식사 없이는 건강도 없고, 건강한 외모도 없다.

건강한 식사를 하지 않는 이유는 어려워서가 아니다.

잘못된 다이어트 상식 때문이다.

잘못 알고 엉뚱한 짓을 하는 거다.

무조건 적게 먹는 게 다이어트라고 오해했다.

특정 음식을 먹거나 먹지 않는 게 다이어트라 오해했다.

다이어트를 위해 특정한 식단대로 식사할 필요는 없다.

하지만, 건강하게 식사해야 한다.

삼시 세끼를 제때에 제대로 챙겨 먹어라.

제2부 살던 대로 산다

생활 습관은 어떻게 하는가? 그냥 살던 대로 산다

우리는 살을 빼기 위해 운동한다.

반드시 운동을 해야 한다고 생각한다.

하기 싫어도 억지로 운동한다.

하지만, 이건 오해다.

잘 몰라서 오해하는 거다.

다이어트를 위해 따로 운동할 필요는 없다.

일상생활을 하는 정도의 운동으로 충분하다.

숨쉬기, 소화, 일상생활 같은 거 말이다.

따로 운동을 안 해도 된다.

우리 몸이 열심히 운동하고 있다.

가만히 있어도, 심장은 계속 뛴다.

폐는 숨을 계속 쉰다.

위장은 음식물을 계속 소화한다.

뇌는 계속 정보를 수용하여 반응한다.

체온은 계속 일정하게 유지된다.

새로운 세포와 체액들이 계속 만들어진다.

이런 게 다 운동이다.

모두 에너지를 소비하는 활동이다.

다이어트를 위해서는 이걸로 충분하다.

우리 몸이 그렇게 만들어져 있다.

유전적으로 날씬해지도록 되어 있다.

그러니 특별히 운동할 필요가 없다.

운동을 하고 싶은 사람은 해도 된다.

그건 각자 알아서 할 문제다.

오해하지 마라.

운동하지 말라고 말하는 게 아니다.

운동이 나쁘다는 건 더더욱 아니다.

운동하는 건 건강에 좋다.

운동할 수 있으면 하는 게 좋다.

하고 싶으면 해라.

다만 다이어트를 위해 필요한 건 아니다.

'다이어트를 위해서라면, 할 필요 없다'는 말이다.

하고 싶으면 하고, 하기 싫으면 하지 마라.

운동과 다이어트는 별 관계없다.

운동선수처럼 운동하지 않는 이상 관계없다.

살이 빠지는 이유는 하나다.

에너지 사용량이 섭취량보다 많아지는 거다.

살이 빠지는 데 다른 이유는 없다.

운동을 하건 운동을 하지 않건,

그런 건 중요하지 않다.

오로지 에너지 섭취량과 사용량의 차이가 결정한다.

어떤 생각을 가지고, 어떤 행동을 하건 관계없다.

이걸 잊으면 안 된다.

오로지 에너지 섭취량과 사용량의 차이가 결정한다.

그런데 운동하면 에너지 사용량이 늘어난다.

그래서 살이 빠질 것 같다.

하지만 그렇지 않다.

운동한다고 빠지지 않을 살이 빠지지는 않는다.

운동으로 에너지를 더 쓰면 그만큼 더 먹는다.

더 쓴 만큼 더 먹으니 살이 빠질 리 없다.

운동으로 살을 빼려면 운동선수처럼 운동해야 한다.

먹는 양이 운동량을 따라잡을 수 없을 만큼 해야 한다.

일반인이 그렇게 많이 운동하는 건 사실상 불가능하다.

안 한다고 해서 빠질 살이 안 빠지는 것도 아니다.

운동을 안 해도 우리 몸이 계속 에너지를 쓰고 있다.

먹는 에너지양은 몸이 쓰는 에너지양에 맞춰져 있다.

그래서 운동을 하든 안 하든 살 빼는 것과는 별 관계없다.

별 관계없으니, 하고 싶으면 하고, 하기 싫으면 하지 마라.

살던 대로 살더라도 양치질은 제대로 해야 한다

다이어트를 위해 생활 습관을 바꿀 필요는 없다.

살고 싶은 대로 살아도 된다.

운동을 반드시 해야 할 이유는 없다.

하고 싶으면 하고, 하기 싫으면 하지 마라.

하지만 양치질은 제대로 해야 한다.

카라멜 마끼아또는 달콤하다.

다이어트를 위해 달콤한 커피를 이용한다.

단 커피를 마시고 양치질을 하지 않으면 이가 썩는다.

이가 썩지 않도록 양치질을 잘 해야 한다.

이건 체중조절이라는 다이어트 목표와는 관계없다.

하지만, 치아도 몸의 일부다.

치아 건강도 건강의 중요한 부분이다.

우리가 해야 하는 다이어트는 '건강한 다이어트'다.

다이어트 결과 더욱 건강해져야 한다.

건강을 해치면 안 된다.

건강한 치아는 건강을 위해 꼭 필요하다.

그러니 반드시 치아 관리를 잘해야 한다.

다이어트가 필요한 세 가지 경우

먹지 않고 살 수 있는 사람은 아무도 없다.

우리는 반드시 음식을 먹어야 한다.

동시에 과식하지 않아야 한다.

과식은 비만을 부르고, 비만은 고통을 준다.

다이어트는 비만에서 벗어나는 거다.

비만에서 벗어나려면 과식하지 않아야 한다.

과식은 필요 이상으로 먹는 거다.

다이어트는 필요 이상으로 먹지 않는 거다.

과식하는 경우는 세 가지가 있다.

(1) 간식, (2) 야식, (3) 식사 중 과식이다.

넓은 의미로 과식은 필요 이상으로 먹는 거다.

간식과 야식도 모두 과식에 포함된다.

하지만 식사 중 과식은 간식, 야식과 성격이 다르다.

식사 중 과식을 구별할 필요가 있다.

편의상 식사 중 과식을 그냥 '과식'이라 부르겠다.

간식은 식사 이외의 모든 음식 섭취다.

야식도 넓은 의미로는 간식에 포함된다.

하지만 야식과 낮에 먹는 간식은 성격이 다르다.

편의상 야식을 제외한 간식만 '간식'이라 부르겠다.

주로 낮에 달콤한 과자나 음료수를 먹는 거다.

정리하면, 여기서

(1) 간식은 낮에 식사 이외의 음식을 먹는 것,

(2) 야식은 밤에 식사 이외의 음식을 먹는 것,

(3) 과식은 식사 중에 필요 이상 먹는 것을 의미한다.

과식의 세 가지 경우

(1) 낮에 식사 이외의 음식을 먹는 간식
(2) 밤에 식사 이외의 음식을 먹는 야식
(3) 식사 중에 필요 이상으로 먹는 과식

이 세 가지 경우에 넓은 의미의 과식을 한다.

다이어트는 과식을 하지 않는 거다.

세 가지 과식에 맞춰 다이어트도 세 가지 방법으로 한다.

(1) 간식하지 않기,

(2) 야식하지 않기,

(3) 과식하지 않기다.

다이어트의 세 가지 방법

(1) 간식하지 않기
(2) 야식하지 않기
(3) 과식하지 않기

간식하지 않기

먼저 간식을 먹지 않는 다이어트를 한다.

낮에 주로 달콤한 음식으로 간식을 먹는다.[70]

간식을 먹으려는 그 식욕을 사라지게 한다.

카라멜 마끼아또 커피를 한 잔 준비한다.

카페에서 사도 좋고, 직접 만들어도 좋다.

반드시 카라멜 마끼아또일 필요도 없다.

카페 모카, 카페 라떼, 카푸치노… 어떤 커피라도 좋다.

반드시 커피일 필요도 없다.

핫초코, 콜라, 주스… 어떤 음료수라도 좋다.

충분히 달콤하기만 하면 어떤 것도 가능하다.

좋아하는 음료수 중에서 달콤한 걸로 준비한다.

덜 달콤하면 설탕이나 시럽을 더 넣어도 된다.

하루에 한 잔이면 충분하다.

한 잔도 필요 없다. 반 잔이면 충분하다.

물 한 잔도 준비한다. 이걸로 준비가 끝났다.

---

70 낮에 간식을 먹을 때 주로 달콤한 음식을 선택하는 이유에 대해서는 데스먼드 모리스,
《털 없는 원숭이》, 210~211쪽;《맨워칭》, 498쪽 참고.

(1) 물을 한 모금 마신다.

　입 안을 씻어 내 단맛을 잘 느끼도록 하는 거다.

　물 대신에 달지 않은 음료수를 사용해도 된다.

　녹차나 아메리카노 커피 같은 음료수면 된다.

(2) 카라멜 마끼아또를 한 입 마신다.

　아주 조금, 혀에서 단맛이 느껴질 정도만 마신다.

　맛을 느낄 수 있는 최소량을 마신다.

　커피가 혀를 적실 수 있을 정도면 충분하다.

(3) 생각날 때마다 이런 방식으로 마신다.

커피를 마시려는 게 아니다.

설탕을 먹는 거다.

설탕을 먹어 미각 정보를 뇌로 보낸다.

단맛을 최대한 느끼도록 한다.

혀에 골고루 커피를 바른다는 느낌으로 맛본다.

목표를 잊지 마라.

에너지를 얻으려는 게 아니다.

적은 양으로 최대한의 정보를 뇌에 보낸다.

뇌가 단맛에 둔감하게 만든다.

커피를 마시려는 게 아니다.

마시는 건 커피를 처리하는 방법이다.

맛본 후도 입에 남아 있는 커피를 처리하는 거다.

바리스타가 커피 맛을 감상하는 것처럼 맛보고 즐긴다.

2~3초 정도 천천히 맛을 즐기고 난 후에 삼킨다.

삼키면서도 혀뿌리에서 느껴지는 단맛을 느낀다.

그리고는 잊어버린다.

다이어트가 당신 삶의 전부가 아니다.

당신은 낮에 해야 할 다른 일이 있을 거다.

그 일을 하면 된다.

다이어트한다는 생각에서도 벗어난다.

다이어트를 위해 신경 쓸 필요가 없다.

그냥 잊어버리면 된다.

다이어트는 식욕에서 벗어나는 거다.

식욕이 의식을 붙잡았을 때 거기서 벗어난다.

먹는 데 집착하는 생각에서 벗어난다.

카라멜 마끼아또가 그걸 도와준다.

벗어나서 더 이상 식욕에 좌우되지 않는다.

그러다 다시 빈 시간이 생긴다.

뭔가 먹고 싶다는 생각도 든다.

잊어버렸던 식욕이 슬금슬금 기어 나온다.

그러면 다시 카라멜 마끼아또를 한 모금 맛본다.

같은 방법으로 맛보고 삼킨다.

식욕이 다시 사라진다.

그러다 보면 어느 순간 쓴 입맛을 느낀다.

처음에는 잘 모를 수 있다.

하지만, 며칠 하다 보면 분명히 느낀다.

입맛이 쓴 느낌.

아프거나 슬프거나 과식한 다음 날의 느낌.

입맛이 쓰다.

그 상태에서, 쓴 입맛이 사라지기 전에,

카라멜 마끼아또를 조금 마셔 봐라.

기분이 썩 좋지 않다.

분명 달콤하다. 단맛은 이전과 같다.

하지만 맛있지 않다.

맛있다고 느껴지지 않는다.

단맛보다 쓴 입맛이 강하게 느껴진다.

혀가 단맛을 거부하는 느낌이다.

입맛을 다셔 보면 입맛이 쓰다.

달콤한 음식들이 점점 싫어진다.

뇌가 설탕 맛에 싫증을 낸다.

단 음식은 설탕이 들어 있어서 달다.

모든 단맛은 설탕의 단맛으로 돌아간다.

설탕의 단맛에 싫증 나면 단 음식 모두가 싫어진다.

단 음식을 먹고 싶지 않다.

먹고 싶지 않으니 먹지 않게 된다.

여기서 주의해라.

먹고 싶은 간식을 먹지 않고 참는 게 아니다.

다이어트를 하는 중에도 간식을 먹을 기회가 생긴다.

"다이어트를 하니 먹지 말고 참아야지."

이렇게 하는 게 아니다.

먹고 싶으면 먹고, 먹고 싶지 않으면 먹지 않는다.

하지만 자신도 모르게 점점 간식을 적게 먹게 된다.

점점 적게 먹다가 결국은 먹지 않게 된다.

의지와 관계없이 그렇게 된다.

간식을 봐도 식욕이 생기지 않는다.

'맛있겠다'는 생각이 들지 않는다.

'입맛이 쓰다'는 생각이 먼저 든다.

입맛을 다셔 보게 되고, 불쾌하다고 느낀다.

단맛에 이미 싫증이 났기 때문이다.

처음에는 먹고 싶다는 생각이 들 수 있다.

예전에 먹던 기억이 남아 있어서 그렇다.

하지만, 입맛을 다셔 보면 입맛이 쓰다.

막상 먹어 보면 예전 같은 맛이 느껴지지 않는다.

달콤하다고 느껴지지만, 맛있지 않다.

분명히 맛있는 음식이지만, 나에게는 맛있지 않다.

어느 날 커피숍 주문대 앞에서 낯선 자신을 발견한다.

자신이 낯설게 느껴지고, 낯선 방식으로 행동한다.

단 커피보다 아메리카노에 더 끌린다.

자신도 모르게 입맛을 다셔 본다. 입맛이 쓰다.

단 커피가 싫다는 느낌이 든다.

저절로 마음이 그리로 간다.

마시고 싶은 걸 마신다.

아메리카노를 마신다.

편의점 냉장고 앞에서도 그렇다.

단 음료수가 불쾌하게 느껴지는 순간이 온다.

생수, 녹차, 옥수수차에 더 입맛이 당긴다.

식사하는 음식의 단맛에도 민감해진다.

달다고 느끼지 못했던 음식에서 단맛이 느껴진다.

음식에서 맛의 조화가 깨진다.

단맛이 튀는 느낌이 든다.

단 음식이 맛있다고 느껴지지 않는다.

달지 않고 더 담백한 음식을 먹고 싶다고 느낀다.

점점 담백한 맛을 좋아하는 입맛으로 바뀐다.

점점 더 담백한 맛의 음식을 먹게 된다.

자기도 모르는 사이에 그렇게 바뀌어 있다.

감정이라는 게 원래 그렇다.

내가 느끼고 싶다고 느끼는 게 아니다.

마음속 어디선가 느닷없이 나타난다.

내가 원한다고 오는 게 아니다.

나는 느낄 수 있을 뿐이다.

마음 어딘가에서 '뭔가 바뀌었구나!'

그렇게 알 수 있을 뿐이다.

이제 입맛에 더 당기는 것을 먹으면 된다.

먹기 싫은 것을 억지로 먹을 이유는 없다.

점점 달콤한 음식을 먹지 않는 행동 방식이 습관이 된다.

습관에 따라 행동하다 보면 점점 체중이 줄어든다.

결과적으로 다이어트가 된다.

야식하지 않기

저녁 식사 후 한가한 시간에 야식이 먹고 싶다.

TV를 보고 있는데 불현듯 식욕이 느껴진다.

맛있는 걸 먹고 싶다는 생각이 든다.

긴장감과 비슷하다.

먹지 않으면 점점 긴장감이 높아진다.

불쾌감을 준다. 그 불쾌감을 피하고 싶다.

피하려면 맛있는 걸 먹어야 한다.

그래서 야식을 먹는다.

그런데 야식은 단 음식만 먹는 게 아니다.

고소하고, 짜고, 기름진 음식도 먹고 싶다.

단맛에 익숙해지는 것으로는 해결되지 않는다.

야식을 먹지 않는 다이어트를 해야 한다.

카라멜 마끼아또 커피를 한 잔 준비한다.

낮에 마시던 커피가 남아 있으면 그걸 쓰면 된다.

물 한 잔도 준비한다. 이걸로 준비는 끝났다.

(1) 물을 한 모금 마신다.

　입 안을 씻어 내 단맛을 잘 느끼도록 하는 거다.

(2) 카라멜 마끼아또를 한 입 마신다.

　방법은 앞의 '간식 먹지 않기'와 같다.

(3) 마신 후 의식적으로 침을 모아 침 맛을 맛본다.

　입맛이 쓰다.

　처음에는 쓴 입맛이 안 느껴질 수도 있다.

　그러면 한 모금 더 마시고, 침 맛을 맛본다.

　두세 차례 하면 쓴 입맛이 느껴진다.

　쓴 입맛 때문에 식욕이 사라진다.

(4) 식욕이 다시 느껴지면 같은 방법으로 반복한다.

쓴맛은 몸이 의식에게 "먹지 마라"고 보내는 신호다.

음식의 쓴맛은 주로 독성 있는 음식에서 느껴진다.

독이 있으니 먹지 말라는 의미다.

다른 건 먹어도 좋지만, '그 음식은 먹지 마라'는 말이다.

쓴맛은 불쾌감을 준다. 그래서 먹지 않는다.

쓴 입맛도 몸이 의식에게 "먹지 마라"고 보내는 신호다.

쓴 입맛은 몸이 좋지 않은 상태에 있을 때 느껴진다.

아프거나, 슬프거나, 너무 많이 먹은 경우다.

지금은 소화하기에 적합하지 않은 상태라는 의미다.

다른 때는 먹어도 좋지만, '지금은 먹지 마라'는 말이다.

쓴 입맛도 불쾌감을 준다. 그래서 먹지 않는다.

먹지 않으려는 게 아니라, 먹고 싶지 않다.

그래서 저절로 먹지 않게 된다.

다이어트는 인공적으로 쓴 입맛을 만든다.

쓴 입맛으로 뇌를 속인다.

몸이 소화에 적합하지 않은 상태가 아니다.

하지만 그런 것처럼 뇌를 속인다.

불쾌감이 느껴지고 식욕이 사라진다.

음식을 먹고 싶지 않다. 그래서 먹지 않는다.

의식적으로 쓴 입맛을 만들어 낸다.

쓴 입맛이 식욕을 사라지게 한다.

식욕이 사라지고 음식에 대해 무관심해진다.

식욕이 사라지면 다른 할 일들이 생긴다.

식욕에 가려 밀려나 있던 일들이 나타난다.

TV를 보거나, 독서를 하거나, 운동을 하거나…

여하튼 하고 싶은 일이 있을 거다.

그 일을 하면 된다.

이렇게 음식에 대한 집착에서 벗어난다.

야식으로 먹으려던 음식을 다시 본다.

신기하게 먹고 싶은 생각이 들지 않는다.

"내가 저걸 왜 먹으려고 했지?" 하는 생각이 든다.

먹고 싶은 마음이 없으니 안 먹는다.

과식을 멈추게 하는 힘이 작동하는 거다.

하지만 시간이 지나면서 쓴 입맛이 사라진다.

단맛이 만드는 쓴 입맛도 시간이 지나면 사라진다.

점점 약해지다가 결국 사라진다.

쓴 입맛이 사라지든 말든 신경 쓸 필요 없다.

잊어버리고 하고 싶은 일을 하면 된다.

그러다가 불현듯 식욕의 긴장감이 다시 느껴진다.

입맛을 다셔 보면 쓴 입맛이 사라졌다.

야식이 다시 먹고 싶어진다.

그때 다시 카라멜 마끼아또를 한 모금 맛본다.

다시 쓴 입맛이 나타난다.

식욕이 사라진다.

이 과정을 반복한다.

식욕이 나타났다가 사라지고,

나타났다가 사라진다.

과식하지 않기

식사 중에 과식하지 않는 다이어트를 한다.

이건 쓴 입맛을 느끼는 것만으로는 부족하다.

입맛은 입안에 음식이 없을 때 느낀다.

그런데 식사 중에는 입안에 음식이 있다.

음식에서 정보가 계속 뇌로 공급되고 있다.

단 커피로 만든 쓴 입맛이 느껴지지 않는다.

아프거나 슬퍼서 입맛이 쓴 경우는 소화가 어렵다.

몸이 거부반응으로 식욕이 없는 거다.

식사 중에도 입맛이 쓰다.

단 커피로 만든 쓴 입맛은 다르다.

소화가 어려운 게 아니다. 뇌를 속인 거다.

식사 중에 뇌를 속이지는 못한다.

소화하고 있는데 소화할 수 없다고 속일 수는 없다.

이래서는 뇌가 속지 않는다.

다시 뇌를 속이기 위해 두 단계로 나누어 진행한다.

식사에 집중된 주의를 디저트로 옮기는 단계와

쓴 입맛으로 디저트에 대한 식욕을 없애는 단계다.

그 디저트로 카라멜 마끼아또를 사용한다.

먼저 식사 중에 주의를 마끼아또로 옮겨 놓는다.
카라멜 마끼아또 커피를 한 잔 준비한다.
마시던 커피가 남아 있으면 그걸 쓰면 된다.
물 한 잔도 준비한다. 이걸로 준비는 끝났다.

(1) 식사를 하면서 먹는 느낌에 의식을 집중한다.
　　배고픈 느낌에 집중하고,
　　음식의 맛에 집중하고,
　　맛이 주는 즐거움에 집중한다.
　　점점 배고픔이 사라지는 것을 느낀다.
　　맛과 맛의 즐거움도 점점 무뎌지는 걸 느낀다.
(2) 배고픔이 사라지면 식사를 멈춘다.
　　식사를 멈추고 물을 한 모금 마신다.
　　물을 마셔 입에서 음식의 맛을 씻어 낸다.
(3) 디저트로 카라멜 마끼아또를 마신다.
　　방법은 앞의 '간식 먹지 않기'와 같다.
(4) 쓴 입맛을 느낀다.
　　카라멜 마끼아또를 마시고 입맛을 다셔 본다.
　　다시 쓴 입맛이 느껴진다.
　　단 커피를 마시고 싶은 식욕도 사라진다.

식사 전에 자신에게 말을 건다.

스스로 물어보고, 스스로 대답한다.

마음속으로 물어보고, 마음속으로 대답한다.

"주인공, 깨어 있니?"

"응."

"주인공, 속지 마라!"

"응."

"주인공, 느낌에 집중해!"

"응."

먼저, 식사를 하면서 뱃속의 상태에 의식을 집중한다.

자연적 식욕은 배고플 때 음식을 먹으려는 식욕이다.

배고프면 생기고, 배고프지 않으면 사라진다.

음식을 먹으면 충족되고, 충족되면 더 이상 배고프지 않다.

그런데 이 식욕은 평소에는 잘 느껴지지 않는다.

평소에는 전체 식욕만 느껴진다.

느껴지는 (전체) 식욕을 자연적 식욕이라고 혼동한다.

그래서 자연적 식욕이 충족되는 시점을 알기 어렵다.

자연적 식욕이 충족되면 배고픔이 사라진다.

더 이상 배고프지 않은 때다.

하지만 우리는 이걸 느끼지 못한다.

배고프지 않지만 여전히 배고픈 것처럼 느껴진다.

느껴지는 (전체) 식욕이 아직 충족되지 않았기 때문이다.

뇌는 더 먹고 싶은 것과 배고픈 것을 구별하지 못한다.

더 먹고 싶은 느낌을 배고픈 느낌으로 혼동한다.

음식을 먹는 건 여전히 맛있고, 배고픈 상태로 느낀다.

하지만 배고픈 느낌에 집중하면 느낄 수 있다.

더 이상 배고프지 않은 느낌이 느껴진다.

점점 허기가 사라지고 배고픔이 사라진다.

자연적 식욕이 채워진 때를 안다.

여기서 더 먹는 게 과식이다.

문제는 이걸 느껴도 과식을 멈출 수 없다는 점이다.[71]

음식이 여전히 맛있다. 먹는 게 여전히 즐겁다.

숟가락이 놓아지지 않는다.

마음속으로 '그만 먹어야지' 생각하면서도 계속 먹는다.

전체 식욕이 상승 중이어서 인식하기도 어렵지만,

자연적 식욕이 충족되었다고 인식해도 멈출 수 없다.

멈추려면 억지로 참고 멈추어야 한다. 고통스럽다.

여기서 카라멜 마끼아또를 디저트로 사용한다.

디저트로 과식하려는 식욕을 사라지게 한다.

식사하면서 음식의 맛과 맛이 주는 즐거움에 집중한다.

---

71 김성훈, 《식욕만족 다이어트》, 275~279쪽 참고.

음식이 어떤 맛인지, 어떤 즐거움을 주는지,

그 느낌에 집중하면서 식사한다.

자극과 즐거움은 신선할 때만 강렬하다.

자극에 노출될수록 순응되어 점점 무뎌진다.

음식의 맛과 맛이 주는 즐거움도 점점 무뎌진다.

식사를 하다 보면 점점 즐거움이 약해진다는 걸 느낀다.

맛있다. 하지만 처음처럼 강렬하게 맛있지는 않다.

그다지 맛있지 않고, 그냥 무덤덤하게 맛있다.

그러나 먹는 게 여전히 즐겁다.

먹지 않는 것보다는 먹는 게 더 즐겁다.

그래서 먹는 행동을 멈출 수 없다.

이때 집중의 대상을 옮겨 디저트의 맛을 생각한다.

카라멜 마끼아또는 새로운 맛이다.

지금 입속에 있는 음식과는 다른 음식이다.

물론 간식 먹지 않기를 하면서 맛본 맛이다.

하지만 그 맛의 이미지는 식사를 하면서 지워졌다.

지금 머릿속에는 식사하는 음식의 맛이 차 있다.

디저트가 식사하는 음식보다는 더 신선한 정보다.

그래서 더 맛있게 느껴진다.

식사의 맛은 먹지 않는 것과 비교하면 즐거움을 주지만,

디저트의 맛과 비교하면 더 적은 즐거움을 준다.

식사를 멈추고 디저트를 먹고 싶다는 생각이 든다.

이 생각이 들면 남아 있던 식욕이 사라진다.

매력은 더 큰 매력 앞에서 무력하다.

음식이 주는 매력도 이와 같다.

더 맛있는 걸 먹고 싶은 욕망이 과식 행동을 멈추게 한다.

저절로 숟가락을 놓는다.

물을 한 모금 마셔서 입에서 음식을 맛을 씻어 낸다.

디저트로 카라멜 마끼아또를 마신다.

여기서 카라멜 마끼아또는 두 가지 역할을 한다.

하나는 디저트고, 다른 하나는 식욕억제제다.

하나는 단맛을 만들고, 다른 하나는 쓴 입맛을 만든다.

먼저 디저트로 카라멜 마끼아또를 사용한다.

보통은 식사를 끝마친 후 디저트를 먹는다.

여기서는 디저트를 먹어서 식사를 끝마친다.

식사를 마친 후 더 먹게 만드는 디저트가 아니라,

디저트를 먹어서 식사를 그만 먹게 만드는 거다.

시간의 간격을 두고 조금씩 마끼아또를 마신다.

맛을 즐길 수 있는 최소량으로 마신다.

여러 차례 나누어 마신다.

마시면서 마끼아또의 맛을 즐긴다.

식사후 디저트를 즐기듯이 그 맛을 즐기는 거다.

마끼아또의 맛이 주는 즐거움을 느낀다.

이때 입맛을 다셔보면 입맛이 쓰지 않을 거다.

음식 맛의 잔상 때문에 쓴 입맛이 느껴지지 않는다.

이 단계에서는 쓴 입맛을 만드는 게 중요하지 않다.

식사에서 디저트로 주의집중을 옮기는 게 중요하다.

디저트를 이용해 식사에 집중된 관심을 돌리는 거다.

관심이 점점 마끼아또의 맛으로 옮겨간다.

식사에 집중된 주의집중이 풀린다.

과식하는 식욕이 사라진다.

다음으로 쓴 입맛이 디저트에 대한 식욕을 없앤다.

과식하는 식욕이 사라지면 쓴 입맛에 집중한다.

마끼아또의 맛이 익숙해지면서 점점 입맛이 쓰게 느껴진다.

입맛을 다셔보면 입맛이 쓰다.

달콤한 마끼아또가 점점 맛있게 느껴지지 않는다.

마끼아또에 대한 식욕도 사라진다.

마끼아또를 마시는 것도 멈춘다.

제7편

끝마치는 이야기

거대한 용은 "그대는 마땅히 하지 않으면 안 된다!"하고
말한다. 그러나 사자의 정신은 "나는 하고자 한다."라고
말한다. "그대는 마땅히 하여야 한다!"는 비늘 돋친 짐승처럼
빛나며, 그의 앞길을 가로막고 있는 하나하나의 비늘마다
"그대는 마땅히 하여야 한다!"는 금빛으로 반짝인다. 그러나
새로운 창조를 위해서 자유를 자기의 것으로 하는 것, 그것은
사자만이 감히 할 수 있다.[72]

– 프리드리히 니체, 《짜라투스트라는 이렇게 말했다》 –

---

72 프리드리히 니체, 《짜라투스트라는 이렇게 말했다》, 50~51쪽.

운명을 사랑하라고? 나는 안 하는 편을 택하겠다

시쉬포스는 신을 속인 죄로 신으로부터 벌을 받는다.

바위를 산 정상으로 밀어 올리는 벌이다.

바위는 정상에 머물러 있지 않는다.

밀어 올려 정상에 가면 굴러떨어진다.

다시 밀어 올려도 다시 굴러떨어진다.

시쉬포스는 영원히 바위를 밀어 올려야 한다.

바위가 굴러떨어지는 한, 바뀌지 않는다.

그게 그에게 주어진 운명이다.

다이어트하는 사람들은 현대의 시쉬포스다.

그들은 속인 게 아니라 속은 죄로 벌을 받는다.

고정관념에 속아 인간 사회로부터 벌을 받고 있다.

공을 물 아래 바닥으로 끌어내리는 벌이다.

공은 바닥에 머물러 있지 않는다.

끌어내려 바닥에 가면 밀려 올라간다.

다시 끌어내려도 다시 올라간다.

시쉬포스는 영원히 공을 끌어내려야 한다.

공이 위로 올라가는 한, 바뀌지 않는다.

그게 그에게 주어진 운명이다.

비만은 뚱뚱한 사람에게 고통을 준다.

그 괴로움에서 벗어나고 싶다.

그래서 다이어트를 한다.

다이어트는 비만의 고통에서 벗어나려는 거다.

그런데 그 다이어트도 고통스럽다.

하지만 어쩔 수 없다. 고통을 참아야 한다.

비만의 고통에서 벗어나려면 괴로워도 참아야 한다.

고통에서 벗어나기 위해 다른 고통을 받아들인다.[73]

시도하고, 고통받고, 실패하고, 다시 시도한다.

다시 고통받고, 다시 실패하고, 다시 시도한다.

모든 것이 좋다고 판단하고, 운명으로 받아들인다.[74]

고통마저 묵묵히 받아들인다.

다이어트하는 사람에게 고통은 운명이 된다.

---

73 그림자를 낳지 않는 태양은 없으며, 밤을 알지 않으면 안 된다. 부조리한 인간은 '좋다'고 말하며, 이후로 그의 노력은 이미 끝나는 일이 없을 것이다(알베르 카뮈, 《시지프의 신화》, 199쪽).

74 억센 정신은 이 가장 어려운 모든 것들을 스스로 짊어진다. 그리하여 짐을 짊어지고 사막을 달려가는 낙타와도 같이 그는 자기의 사막으로 달려간다(프리드리히 니체, 《짜라투스트라는 이렇게 말했다》, 50쪽).

멋있다. 운명을 긍정하는 그 모습이 멋있다.

하지만, 그냥 멋있을 뿐이다.

실패할 줄 알면서 계속 시도하는 건 어리석다.

보기에는 멋있지만, 볼 때만 멋있다.

나에게 이런 벌을 받으라면… 나는 못 하겠다.[75]

나는 이런 운명을 받아들일 수 없다.

나는 이 고통에서 벗어나야겠다.

영원히 이런 벌을 받고 있을 수는 없다.

비만의 고통은 고통스럽지만,

다이어트의 고통도 고통스럽다.

비만의 고통에서도 벗어나야 하지만,

다이어트의 고통에서도 벗어나야겠다.

그 방법은 하나다. '즐거운 다이어트'다.[76]

즐겁게 다이어트하는 방법이 필요하다.

하지만, 아직 현대 사회는 그 방법을 모른다.

현대의 비만 문제가 해결되지 않는 이유,

---

75 스스로 자유를 창조하여 의무에 대한 신성한 거절을 하기 위해서는 사자가 필요한
   것이다(프리드리히 니체, 《짜라투스트라는 이렇게 말했다》, 51쪽).

76 사자도 능히 할 수 없는 어떤 것을 아이가 할 수 있는가? 아이는 순결이요
   망각이며, 새 출발이요 유희이며, 스스로 돌아가는 바퀴요 최초의 운동이며, 신성한
   긍정이다(프리드리히 니체, 《짜라투스트라는 이렇게 말했다》, 51쪽).

다이어트가 고통스러울 수밖에 없는 이유,

아직 즐거운 다이어트가 불가능한 이유는

우리가 비만과 식욕에 대해 모르기 때문이다.

우리는 비만을 생물학이나 의학의 문제로 생각한다.

그래서 비만 문제를 의사들에게 맡겨 놓았다.

하지만, 의사들은 이 문제를 해결할 능력이 없다.

그들도 현대의 비만이나 식욕이 뭔지 모른다.[77]

문제를 모르니 당연히 문제를 해결할 수 없다.

그런데도 의사가 해결할 문제라고 생각한다.

엉뚱한 곳에 일을 맡기고는 손 놓고 있다.

비유하자면 과속운전의 문제, 교통체증의 문제를

자동차 정비공에게 해결하라고 맡겨 놓은 것이다.

이런 식으로는 해결이 안 된다.

정비공이 과속의 문제를 해결할 수 없는 것처럼,

비만은 의사들이 해결할 수 있는 문제가 아니다.

물론 많은 시간이 지나면 비만의 문제가 해결될 거다.

하지만 그걸 기다리고 있기에는 우리 인생이 너무 짧다.

50년이나 100년 뒤에 비만 문제가 해결된다 한들,

---

77 의학은 환자에 대해 참되게 말할 수 있는 것들의 총체에 의해 구성되는 것이
아니다(미셸 푸코, 《담론의 질서》, 29쪽). 현대의 비만이나 식욕의 진실은 의학이라는
지식의 영역 밖에 있다.

그게 우리의 삶에 무슨 의미가 있겠는가?

전문가들을 믿고 기다리기에는 우리에게 시간이 없다.

당신 스스로 문제를 해결하려는 노력이 필요하다.

그 앞을 고정관념의 장벽이 막고 있지만,

거기에 감히 맞설 수 있는 사자의 용기가 필요하다.

그들이 지식의 열쇠를 가져가서 자신들도 들어가지 않고, 들어가려는 사람들도 막아 버렸다

비만은 현대의 흑사병이다.

현대의학은 이 문제에 대해 속수무책이다.

현대 사회는 비만 문제를 해결할 능력이 없다.

비만과 식욕에 대해 모르기 때문이다.[78]

의사들이 비만 현상 자체를 모른다는 게 아니다.

현대 사회에 비만 현상이 퍼져 있다는 사실은 안다.

하지만, 비만의 실체가 무엇인지 모른다.

그들에게는 비만의 실체를 파악할 능력이 없다.

이건 의사들만의 문제가 아니다.

우리 사회가 아직 비만 현상을 해석할 능력이 없다.

식욕의 소리를 알아듣고 소통할 능력이 없다.[79]

---

78 19세기 이후 생물학이나 의학의 다른 분야는 생명의 유한성을 중심으로 하는 근대적 사고방식으로 재편되었지만, 비만에 대한 시각은 여전히 재현을 중심으로 하는 18세기 이전의 사고방식에 머물러 있다. 그 이유는 자연적인 힘과 대립하여 과식을 유발하는 인공적인 힘을 인식하지 못했기 때문이고, 그 결과 식욕이라는 핵심 개념을 중심으로 비만 현상을 새롭게 해석하는 지식의 장을 열지 못했기 때문이다. 그래서 우리는 비만에 대해 여전히 무지하다.

79 이러한 소통은 숨겨진 것이나 보이지 않는 것을 그것에 다가갈 수 없는 사람에게

그래서 의사들도 그런 능력이 없다.

주위에서 수많은 사람들이 뚱뚱해지고 있다.

사회에 비만이라는 문제가 생겼다.

문제는 생겼고, 그 문제는 몸에서 생긴 현상이다.

몸에서 문제가 생겼으니 의사들이 문제를 떠맡는다.

그들은 자기들이 아는 방식대로 이 문제에 대처한다.

하지만 비만의 진실은 그들의 지식 너머에 있다.[80]

그래서 다이어트를 위한 시도는 번번이 실패한다.

드러내 보이는 것이 아니라, 모든 사람이 의식하지 못하는 사이에 바라보고 있는 것을 말하게 하는 것인데, 이런 언어는 진정한 언어가 무엇인지를 아는 사람만이 이해할 수 있다(미셸 푸코, 《임상의학의 탄생》, 198쪽을 참고하여 일부 수정).

80 비만과 식욕을 이해하기 위해서는 자연을 이해하는 지식과 함께 사회 속에 존재하는 인간에 대한 지식이 필요하다(미셸 푸코, 《임상의학의 탄생》, 133쪽 참고). 과식을 유발하는 식욕의 힘은 현대시장이 만드는 사회적인 힘에서 나오고, 이는 생물학이나 의학 분야라기보다는 철학, 심리학, 사회학 분야에 가깝다. 하지만, 철학자, 심리학자, 사회학자들은 비만 문제를 자신들이 해결해야 할 일이라고 생각하지 않는다. 남의 일이라 생각한다. 관심이 없다. 그래서 아직 비만 문제는 해결되지 않았고, 우리는 여전히 낡은 시각에 머물러 있다.

중세의 의사들은 흑사병을 해결할 능력이 없었다

중세 유럽에서 흑사병이 생겼다.

당시 의사들은 이 문제에 대해 속수무책이었다.

당시 유럽 사회는 흑사병 문제를 해결할 능력이 없었다.

흑사병에 대해 몰랐기 때문이다.

중세 의사들도 흑사병이라는 현상 자체는 알았다.

하지만, 흑사병의 실체가 무엇인지 몰랐다.

그들에게는 그 실체를 파악할 능력이 없었다.

의사들의 문제가 아니라, 그 사회의 문제였다.

중세 사회는 아직 흑사병을 해석할 능력이 없었다.

세균의 세계를 보고 거기에 대처할 능력이 없었다.

그래서 당시의 의사들도 그런 능력이 없었다.

주위에서 수많은 사람들이 죽어 간다.

흑사병이 발병한 것이다.

문제는 생겼고, 그 문제는 몸에서 생긴 현상이다.

몸에서 문제가 생겼으니 의사들이 문제를 떠맡는다.

그들은 자기들이 아는 방식대로 이 문제에 대처한다.

하지만 흑사병의 진실은 그들의 지식 너머에 있다.

그래서 치료를 위한 시도는 번번이 실패한다.

알고 보면 흑사병은 세균이 일으키는 병이다.

흑사병을 알려면 먼저 세균을 알아야 한다.

세균을 알려면 현미경이 있어야 한다.

현미경이 있어야 세균을 알고,

세균을 알아야 흑사병의 실체를 파악할 수 있다.

중세에는 현미경이 없었다.

현미경이 없으니 세균의 세계를 알지 못했다.

그래서 흑사병의 실체도 알지 못했다.

흑사병은 질병과 고통과 죽음을 만든다.

그런 현상들은 눈에 보인다. 누구나 안다.

거기에 '흑사병'이라는 이름을 붙인다.

그 이름으로 그 현상을 지칭하고, 대화한다.

현상과 이름은 누구나 알고, 누구나 쓸 수 있다.

세균이라는 개념이 없어도 흑사병이라는 말은 쓴다.

하지만, 이건 흑사병의 실체를 아는 게 아니다.

현상과 이름을 안다고 그 실체를 아는 게 아니다.[81]

그 현상을 만드는 힘과 그 힘이 작동하는 방식,

그걸 아는 게 흑사병을 아는 거다.

흑사병을 알아야 흑사병을 치료할 수 있다.

우리는 비만과 식욕에 대해 무지하다.

물론 '비만', '식욕' 같은 말을 안다.

그런 말을 일상적으로 쓰고, 그 개념은 익숙하다.

하지만 익숙한 게 아는 건 아니다.

---

81 우리가 나무, 색깔, 눈과 꽃들에 관해 말할 때, 우리는 사물 자체에 관해 무엇인가를 알고 있다고 믿는다. 그렇지만 우리는 본래의 본질들과는 전혀 일치하지 않는 비유들 외에는 사물들에 관해 아무것도 갖고 있지 않다(프리드리히 니체, 《유고(1870년~1873년)》, 448쪽).

익숙한 건 그냥 익숙한 거다. [82]

이제 질문을 해 보자.

우리 주위에서 수많은 사람들이 뚱뚱해지고 있다.

"이게 뭘까?"

"비만이다."

"비만이 뭘까?"

"비만은 뚱뚱해지는 거다."

"왜 뚱뚱해질까?"

"과식해서 뚱뚱해진다."

"왜 과식할까?"

"식욕을 느끼기 때문이다."

"식욕은 왜 느낄까?"

"배가 고프기 때문이다."

"배는 왜 고플까?"

"활동하는 데 필요한 에너지가 부족하기 때문이다."

"에너지는 왜 부족해질까?"

"우리 몸이 계속 에너지를 쓰기 때문이다."

"써서 부족한 에너지를 보충하는데 왜 뚱뚱해질까?"

---

82 존재적으로 가장 가까운 것, 잘 알려진 것이 존재론적으로는 가장 먼 것이며 잘 안 알려진 것이고 그것의 존재론적인 의미가 끊임없이 간과되고 있는 것이다(마르틴 하이데거, 《존재와 시간》, 69쪽).

"필요한 에너지보다 더 많이 먹기 때문이다."

"필요한 에너지보다 왜 더 많이 먹을까?"

"부족하지 않아도 음식을 먹기 때문이다."

"부족하지 않은데도 왜 음식을 먹을까?"

"부족하지 않아도 식욕을 느끼기 때문이다."

"부족하지 않은데 왜 식욕을 느낄까?"

"과식하는 식욕, 식탐이 있어서다."

여기다. 여기에서 주의해야 한다.

자칫하면 여기서 표면적인 사고에 빠진다.

'과식하는 식욕', '식탐', 이런 말도 익숙하다.

마치 식탐이라는 고정된 실체가 있는 것 같다.[83]

욕구들의 목록 중에 식욕이라는 특정한 항목이 있고,

그것 때문에 우리가 과식하는 것 같다.

과식은 나쁜 속성을 가진 사람의 나쁜 습관 같다.

---

[83] 근대이전의 고전주의적 사고에서 지식의 장을 구성하는 방식은 표면의 특징에 따라 대상들을 분류하고 이름표를 붙여 목록(도표)을 만드는 방식이었다. 이때 사람들은 현실세계의 대상을 보는 게 아니라 그 목록이 보여 주는 관념에 따라 대상을 본다(미셸 푸코, 《말과 사물》, 195~219쪽 참고). 현재 식욕이라는 대상을 보는 우리의 관점이 이와 같다. 아직 고전주의 시대의 낡은 사고방식에서 벗어나지 못하고 있다. 인간의 욕구를 식욕, 성욕, 수면욕 등으로 나누고, 이런 욕구들 하나하나에 이름을 붙여 목록을 만든다. 그리고는 관념이 만들어 놓은 도표 속의 식욕을 보면서 그것이 현실의 식욕이라 생각한다. 우리는 21세기에 살고 있지만 식욕에 대해서는 여전히 '18세기의 맹인'이다.

표면적인 사고는 여기서 끝난다.

익숙한 걸 아는 것으로 여기고, 이런 해답에 만족한다.

이제 모든 게 다 이해되었다.

문제는 식탐이고, 그 식탐을 가진 사람의 습관이다.

사람이 문제다. 살을 빼려면 식탐을 억눌러야 한다.

먹고 싶어도 참아야 한다. 그래서 습관을 바꿔야 한다.

괴로워도 참는다. 그래야 살이 빠진다.

다이어트는 필연적으로 고통스러운 과정이 된다.

이런 식으로 생각하면 고통에서 벗어날 수 없다.

표면적인 사고로는 즐거운 다이어트가 불가능하다.

즐거운 다이어트라는 개념 자체를 이해하지 못한다.

여기서 잠시 멈추고, 다시 물어보자.

"과식하는 식욕이 뭘까?"

이 질문은 적절하지 않다. 너무 피상적인 질문이다.[84]

나는 모르지만, 누군가는 알고 있다고 전제한 질문이다.

지금 우리는 우리 모두가 아직 모르는 걸 찾고 있다.

그래서 이런 식으로 묻는 걸로는 부족하다.

이런 식의 물음은 우리를 다시 표면적인 사고에 가둔다.

표면에서 벗어나기 위해 질문을 바꾸어 보자.

---

84 질 들뢰즈, 《들뢰즈가 만든 철학사》, 486~492쪽 참고.

대상이 아니라 대상의 실체를 묻는다.

"과식하는 식욕의 실체가 무엇일까?"

이 질문이 우리의 시선을 표면 아래 심층으로 이끈다.

"과식하는 식욕은 어디서 생겨났을까?"

"무엇이 과식하는 식욕을 만들었을까?"

"과식하는 식욕은 어떻게 작동할까?"

"과식하는 식욕은 왜 지금과 같은 모습일까?"

이렇게 물어야 한다.

이렇게 물어야 식욕의 실체에 다가갈 수 있다.

식욕의 실체를 알아야 사라지게 만들 수 있다.

실체를 모르면, 고통만 있을 뿐 구원은 없다

중세에 흑사병이 창궐할 때 채찍질 고행이 유행했다.
당시에는 흑사병이 인간의 죄에 대한 신의 분노이고,
채찍질로 참회하면 신이 분노를 풀 것이라 생각했다.
채찍질 고행자들은 여기저기 마을을 순례하며
살이 찢어지고 피가 흐를 때까지 스스로 몸을 때렸다.

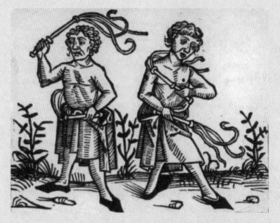

[채찍질 고행자들]

하지만, 알고 보면 흑사병은 인간의 죄와 관계없다.
신의 분노와 관계없고, 참회와도 관계없다.
고통을 받는다고 전염병이 사라지는 게 아니다.
그냥 몰라서 어리석은 행동을 하는 거다.
흑사병을 사라지게 하려면 그 실체를 알아야 한다.
좋은 결과를 얻기 위해 노력이 필요한 경우가 있다.

그 노력이 고통을 함께 가져오는 경우도 있다.

그건 사실이다. 하지만 그 반대는 아니다.

고통이 있다고 좋은 결과가 생기는 건 아니다.

문제의 본질을 알지 못하고 하는 노력은 무의미하다.

고통이 좋은 결과를 가져오리라는 생각은 오해다.

본질을 모르고 하는 고통은 고통일 뿐이다.

거기서는 좋은 결과가 생기지 않는다.

그저 어리석은 행동일 뿐이다.

알고 보면 식욕은 일종의 사건이다.[85]

심리적 실체이지만 동시에 사건이다.

표면 아래에서 힘들이 충돌하고 있다.[86]

고정된 식욕이 나타났다 사라졌다 하는 게 아니라,

식욕을 느낄 때마다 힘들이 충돌하는 사건이 일어난다.

식욕을 느끼는 조건이 갖추어져 식욕이 생긴다.

같은 이유로 그 조건이 사라지면 식욕도 사라진다.

바르게 다이어트하려면 먼저 이 구조를 봐야 한다.

---

85 식욕은 실사(實辭)의 형식을 취하고 있지만, 그 실질은 다양체다. 표면 아래 잠재적인 힘과 힘이 대립하면서 그 힘들이 현실화되는 과정의 결과물이다(질 들뢰즈, 《차이와 반복》, 397~401쪽 참고). 실사로서 취해진 다양체는 이렇게 단일하고 동질적인 하나의 실체가 아니기 때문에 "저것이 무엇이냐?"라는 식의 표면적인 질문으로는 그 실체가 드러나지 않는다(질 들뢰즈, 《들뢰즈가 만든 철학사》, 491~492쪽 참고). 힘과 힘이 대립하는 구조를 보아야만 그것이 사건들의 연속이라는 실체가 보인다.

86 미셸 푸코, 《말과 사물》, 541~542쪽 역자의 해설 부분 참고.

다이어트의 고통은 식욕을 억누르는 데서 나온다.

표면 아래에서 식욕을 만드는 힘들과는 관계없다.

그 힘을 사라지게 하는 건 고통과 관계없다.

하지만 그 힘이 사라지면 과식하는 식욕도 사라진다.

과식하는 식욕이 사라지면 과식할 수 없다.

저절로 체중이 줄어들고 날씬해진다.

비만의 고통에서도, 다이어트의 고통에서도 벗어난다.

이걸 모르기 때문에 고통스러운 다이어트를 한다.

채찍질 고행자처럼 큰 고통을 참고,

그 고통을 참는 자신을 대견하게 여긴다.

고통스럽기 때문에 뭔가 대단한 일 같지만, 착각이다.

알고 보면 그저 어리석은 행동일 뿐이다.

우리 집이 불타는데 강 건너에서 불구경하고 있다

그런데, 생각해 보면 좀 이상하다.

과학의 다른 분야는 모두 심층적인 사고로 발전했는데,

왜 유독 비만에 대한 사고만 표면적인 사고로 남아 있을까?

어째서 바른 길을 찾지 못한 채 길을 잃고 헤매게 되었을까?

우리는 비만 문제를 생물학, 의학 문제로 생각한다.

의사들이 해결할 문제고, 그들이 해결할 거라 생각한다.

하지만 비만은 의사들이 해결할 수 있는 문제가 아니다.

그들은 비만 문제를 해결할 능력이 없다.

비만이 뭔지 모르는데, 어떻게 해결하겠는가?

문제를 해결하기에는 그들의 사고가 너무 표면적이다.

표면적이라는 건 나쁘다는 게 아니다.

표면적 사고 그 자체는 나쁘지 않다.

다만 현대의 비만 문제를 해결하기에는 적합하지 않다.

비만은 표면적인 사고에서는 보이지 않는 문제다.

'표면 위의 사고가 아니라 표면을 만드는 사고',

'기존의 사고를 넘어 새로운 지식의 장을 여는 사고',

비만을 해결하려면 이런 사고가 필요하다.[87]

보이는 표면만 보아서는 그 아래를 볼 수 없다.[88]

표면을 만드는 힘들, 그 힘들의 작동을 보지 못한다.

그래서 의사들은 비만 문제를 해결하지 못한다.

그런데도 우리 사회는 의사들에게 문제를 떠넘겼다.

의사들도 자신들이 해결해야 한다고 떠맡았다.

중세시대 흑사병의 문제를 떠맡은 의사들과 같다.

흑사병도 병이니 의사가 해결해야 할 것 같다.

하지만, 흑사병은 세균이 일으키는 병이다.

이걸 고치려면 세균이라는 개념이 먼저 있어야 한다.

그래야 흑사병을 만드는 힘의 구조를 알 수 있다.

의사의 문제가 아니라 사회의 문제다.

그 사회에 세균이라는 개념이 있어야 하고,

그러기 위해 먼저 현미경이 만들어져 있어야 한다.

현미경이 없는 사회는 흑사병 문제를 해결할 수 없다.

의사라고 해도 마찬가지다.

의사는 현미경을 이용하는 사람이지,

---

87 마르틴 하이데거, 《존재와 시간》, 24~27쪽 참고.

88 인문과학의 대상은 생물학적 작용의 효력이나 결과가 아니라 생물학적 작용의 고유한
   실체가 가로막히는 바로 거기에서, 재현들이 해방되는 바로 거기에서 발단한다(미셸
   푸코, 《말과 사물》, 481쪽 참고).

현미경을 만드는 사람이 아니다.

현미경이 있어야 현미경을 이용할 수 있고,

현미경을 이용해야 세균의 세계를 알 수 있고,

그 세계를 알아야 흑사병을 만드는 구조를 알 수 있고,

흑사병을 만드는 구조를 알아야 그걸 치료할 수 있다.

의사라고 해서 흑사병을 치료할 수 있는 게 아니라.

흑사병을 만드는 구조를 알아야 치료할 수 있다.

현대 비만의 문제가 이와 같다.

흑사병처럼 비만이라는 현상이 발생했다.

의사들이 해결하려고 나선다.

하지만, 그들은 중세시대 의사들과 같은 처지다.

누구와 싸우고 있는지 모른다.

그들이 아는 영역 너머에 있는 상대와 싸우고 있다.

그런데도 자신이 아는 영역 내에서 해결하려 한다.

그래서 번번이 실패한다.

흑사병을 해결하려면 병을 만드는 구조를 알아야 하고,

비만을 해결하려면 비만을 만드는 구조를 알아야 한다.

그런데, 철학자, 심리학자, 사회학자 등등…

이 문제를 풀어야 할 사람들은 강 건너 불구경하고 있다.

비만을 만드는 구조를 풀어낼 생각을 하지 않는다.

비만 문제를 해결할 지식의 장을 구성하는 데 관심이 없다.

비만 문제는 자기 일이 아니라고 생각한다.

의사가 해결할 문제라고 생각해 손 놓고 있다.

비유하자면 지금 당신 집에 불이 났다.

불을 끄러 온 사람들은 불을 끌 장비가 없다.

열심히 노력은 하지만 불을 끌 능력이 없다.

장비를 가진 사람들은 강 건너에 있다.

불구경만 하고, 와서 도울 생각을 하지 않는다.

'알아서 끄겠지' 생각하고 방치한다.

그 사이에 불은 점점 커지고 있다.

"당신은 어떻게 할 것인가?"

목마른 사람이 우물을 판다고 했다. 어쩔 수 없다.

당신이 직접 나서 불을 끌 수밖에 없다.

직접 하지 않으면 아무도 대신해 주지 않는다.

식품의 침묵 속에서 몸의 소리를 듣는다

우리는 뚱뚱하다.

뚱뚱한 몸은 우리에게 고통을 준다.

비만의 고통에서 벗어나고 싶다.

벗어나기 위해 비만의 원인을 찾는다.

비만의 원인은 과식이다.

과식의 원인은 과식하는 식욕(식탐)이다.

과식하는 식욕은 우리에게 익숙하다.

익숙하지만 알지는 못한다.

"과식하는 식욕은 도대체 뭘까?"

막대기를 막대기라 부르지 못하면 뭐라 불러야 할까?

어느 스승이 제자들에게 막대기를 보이며 말했다.
"이걸 막대기라고 말하면 관념에 붙잡힌다.
막대기가 아니라고 말하면 틀린 말이다.
뭐라고 할 테냐? 어서 말하라!"[89]

---

89 무문혜개, 《무문관》, 제43칙 수산죽비 참고.

밤에 TV를 보고 있으면 음식을 먹고 싶은 생각이 든다.

"이게 뭐야?"

야식을 먹고 싶은 '식욕'이다.

그런데 이걸 '식욕'이라 하면 안된다.

'식욕'이라 하면 식욕이라는 관념에 붙잡힌다.

표면적인 사고로 끌려가 관념의 감옥에 갇힌다.[90]

그렇다고 이걸 '식욕'이 아니라고 말하면 틀린 말이다.

음식을 먹고 싶은 욕구이니 식욕이 맞다.

식욕이 맞는데, 식욕이 아니라고 말할 수는 없다.

"이제, 당신은 이걸 뭐라고 할 것인가?"

음식을 먹고 싶은 생각을 우리는 식욕이라 부른다.

하지만 지금 우리는 식욕이라고 부르면 안 된다.

이 느낌을 사람들이 뭐라고 부르는지 알려는 게 아니다.

사람들과 대화하기 위해 이름을 알려는 게 아니다.

이름은 인간과 인간 사이의 의사소통을 위한 거다.

지금 우리는 식욕의 본질을 알아야 한다.

그래서 사람들이 아니라 몸과 의사소통하려 한다.

몸과 인간은 인간의 언어로 소통하지 않는다.

몸은 인간의 언어를 모른다. 감각을 통해 정보를 전달한다.

---

90 질 들뢰즈, 《차이와 반복》, 82~83쪽 참고.

감각의 정보를 받아 해석하고, 감각으로 정보를 보내려면,

이 식욕이 어떻게 작동하는지 그 구조를 알아야 한다.

그 구조에 맞게 정보를 생산해 보내야 한다.

'무엇이냐?'가 아니라 '왜?', '어떻게?'라고 물어야 한다.

"이건 왜 생기는 걸까?"

"이건 어떻게 작동하는 걸까?"

식욕을 느낄 때 식욕 안에는 두 개의 소리가 있다.

두 개의 소리가 우리에게 말을 걸어온다.

하나는 몸의 소리다. 몸의 소리는 말한다.

"필요한 만큼만 먹어라. 과식하지 마라."

다른 하나는 식품의 소리다. 식품의 소리는 말한다.

"먹을 수 있는 만큼 먹어라. 과식하라."

식품의 소리는 몸의 소리보다 더 크게 외친다.

우리 몸은 "과식하지 마라"고 말하지만,

식품의 소리에 묻혀 들리지 않는다.

우리에겐 하나의 소리, 식품의 소리만 들린다.

"과식하라! 과식하라! 과식하라!"

그래서 우리는 과식하고, 뚱뚱해진다.

이제 몸의 소리를 들어야 한다.[91]

"필요한 만큼만 먹어라. 과식하지 마라."

그 소리는 한 번도 멈춘 적이 없다.

지금 이 순간에도 우리에게 들려오고 있다.

하지만 죽을 때까지 듣지 못할 가능성이 크다.[92]

식품이 내는 소음에 가려 들리지 않는다.

웅얼거리듯 불분명한 그 소리를 들어야 한다.[93]

큰 소리로 떠드는 식품을 침묵시켜야 한다.

그 침묵의 고요함 속에서만 몸의 소리가 들려온다.

마치 낮 동안에는 거리의 소음에 모조리 덮여,

이제는 못 울리게 되었는가 싶었던 수도원 종소리가,

저녁의 고요 속에 다시 울리기 시작하듯이….[94]

---

91 철학은 세계를 말해진 사물로 변환시키지 않는다. 철학은 사물들을 침묵으로부터 끌어내어서 사물들이 표현하게 인도하고자 한다. 철학자가 끊임없이 세계와 세계에의 시각에 물음을 던지는 것은, 그들에게 말을 하게 하고자 함이다(모리스 메를로-퐁티, 《보이는 것과 보이지 않는 것》, 18~19쪽 참고).

92 마르틴 하이데거, 《존재와 시간》, 67쪽; 마르셀 프루스트, 《잃어버린 시간을 찾아서》 11권, 289쪽 참고.

93 미셸 푸코, 《임상의학의 탄생》, 23~24쪽; 《말과 사물》, 448쪽 참고.

94 마르셀 프루스트, 《잃어버린 시간을 찾아서》 1권, 56쪽.

질문과 답변
Q&A

기운을 북돋워 주는 것은 네가 하고 있는 일은 옳다.
지금까지 하던 방식대로 계속 일을 밀고 나가라 하고
타이르는 것과 다름이 없어요. 그러나 지금까지 하던
방식으로는 그는 아무것도 해낼 수 없어요. 눈을 가리고
있는 사람에게 눈가리개 너머로 아무리 세상을 똑바로
바라보라고 일러 준대도 아무것도 보이지 않을 테니까요.
눈가리개를 떼어 주어야만 세상이 비로소 바라보이지요.[95]

                  – 프란츠 카프카, 《성》 –

---

95 프란츠 카프카, 《성》, 232~233쪽 참고.

Q. 다이어트를 해도 달콤한 간식을 먹고 싶을 때는 어떻게 하는가?

A. 간식을 먹고 싶으면 먹으면 된다.

먹고 싶은 걸 참는다고 해서 살이 빠지지 않는다.

다이어트는 억지로 참는 게 아니다.

먹고 싶은 마음을 사라지게 만드는 거다.

먹고 싶으면 먹고, 먹기 싫으면 먹지 않는다.

한번 돌이켜 봐라.

누구나 이런 경험이 한 번쯤 있을 거다

과자 봉지를 뜯으면서 '5개만 먹어야지' 생각했다.

그런데… 먹다 보면 웬걸? 다 먹어 버린다.

탈탈 털어서 남은 부스러기까지 다 먹는다.

빈 봉지만 달랑 남아 있다.

그걸 보고서야 정신을 차린다.

그리고 자책한다.

"내가 왜 그랬을까?"

"나는 왜 또 식탐을 부렸을까?"

"나는 왜 이렇게 의지가 약할까?"

자책할 필요 없다.

이상한 행동이 아니다. 당연한 행동이다.

의지로 그만 먹는다는 건 불가능하다.

가능할 것 같지만 사실은 불가능하다.

'5개만 먹고 그만 먹겠다'는 생각을 버려야 한다.

그렇게 안 된다. 될 것 같지만 해 보면 안 된다.

인간의 기술은 인간의 의지보다 강하다.

점점 더 발전하고 점점 더 강해지고 있다.

식품의 맛은 인공적인 첨단기술의 산물이다.

사자의 강한 힘이 인간의 총을 이기지 못하고,

표범의 빠른 발이 자동차를 이기지 못하고,

새의 나는 능력이 비행기를 이기지 못하는 것처럼

인간의 의지는 식품의 매력을 이기지 못한다.

물론 식품의 맛은 총, 자동차, 비행기와 다르다.

눈에 보이지 않는다.

하지만, 인공적 기술의 산물이라는 사실은 같다.

의지로 식욕을 참겠다는 생각은 어리석다.

맨손으로 총을 이기겠다는 생각처럼 부질없다.

이미 작동해서 날아오는 총알을 손으로 막을 수는 없다.

총을 이기려면 총이 작동하지 않도록 만들어야 한다.

이미 작동해서 발생한 식욕을 의지로 막을 수는 없다.

식욕을 이기려면 식욕이 작동하지 않도록 만들어야 한다.

바른 다이어트는 식욕이 작동하는 조건을 제거한다.

조건을 제거하여 과식하는 식욕이 사라지게 만든다.

그래도 달콤한 간식을 먹고 싶을 때가 있다.

간식을 먹고 싶으면 먹으면 된다.

하지만, 먹어도 예전과 다르다.

과자를 먹고 싶어서 과자 봉지를 뜯었는데,

정말 5개만 먹고 그만두는 자신을 발견하게 된다.

예전에 과자를 먹을 때 즐거웠다.

즐거웠던 기억이 아직 남아 있다.

그래서 봉지를 뜯고 과자를 먹는다.

하지만 먹어 보면 예전의 맛이 아니다.

입맛이 쓰다. 달콤한 과자 맛이 불쾌하게 느껴진다.

먹기 싫다. 몇 개 먹다가 그만 먹는다.

작은 변화인 것 같지만, 이 작은 변화가 중요하다.

Q. 달콤하지 않은 간식은 한 입 먹으면 식욕이 더
   생겨난다. 이럴 때는 어떻게 하는가?

A. 살다 보면 의도치 않게 간식을 먹는 경우가 생긴다.
먹고 싶은 생각이 없었는데, 먹게 되는 경우다.
예의상 먹어야 하는 경우도 있고,
간혹 먹는 걸 강권하는 사람도 있다.
어쨌든 그다지 먹고 싶지 않지만, 먹는 경우가 생긴다.
배는 고프지 않고, 입맛도 쓰다. 먹고 싶지 않다.
예의상 먹지만 많이 먹을 것 같지 않다.
그래서 '하나만 먹어야지' 생각하고 먹는다.

달콤한 간식은 별문제 없다.
단맛에 익숙해져 있어 먹어도 맛있는지 모른다.
문제는 달지 않은 간식이다.
별로 먹고 싶지 않았는데, 하나를 먹으면 맛있다.
하나만 먹어야지 생각했는데, 다 먹는다.
그리고 더 먹고 싶다.
분명 배가 고프지 않다. 배는 부르다.
분명 처음에는 먹고 싶지 않았다.
그런데 한 입 먹어 보면 더 먹고 싶다.

더 먹을 게 있으면 실제로 더 먹는다.

설상가상으로 먹다 보면 슬금슬금 이런 생각이 든다.

"에잇! 오늘은 버렸다."

"이왕 버렸으니, 오늘까지 먹고 내일부터 다시 하자."

식욕이 발동하고, 다른 간식까지 찾아서 왕창 먹는다.

먹을 때는 좋은데, 먹고 나면 허탈하다.

후회가 밀려온다.

물론 내일부터 다시 다이어트하면 된다.

하지만, 내일이 되면 오늘의 내일이 내일의 오늘이 된다.

내일도 같은 일이 생긴다.

"오늘도 버렸다. 내일부터 진짜 다시 하자."

이런 날들이 반복된다.

달지 않은 음식도 먹기 전까지는 식욕이 별로 없다.

'먹기 전에는' 쓴 입맛이 뇌를 속이기 때문이다.

'소화하기 부적합한 상태'라고 속인다.

속여서 식욕이 생기지 않게 만든다.

그런데, 막상 먹기 시작하면 더 이상 뇌를 속일 수 없다.

"어? 소화할 수 없는 상태가 아니네!"

쓴 입맛에 속았다는 걸 뇌가 안다.

음식의 맛 때문에 쓴 입맛도 사라진다.

먹고 싶지 않았는데, 먹어 보면 맛있다.

더 먹고 싶다. 인공적인 맛의 힘이 다시 작동한다.

이런 경우는 식사 중의 과식하는 것과 비슷하다.

한 입 먹으면서 뇌는 이미 미각 정보의 흐름에 접속되었다.

미각 정보가 연결되면서 계속 과식 능력을 부여한다.

그 흐름에 연결된 상태에서는 방법이 없다.

물론 억지로 참으면 된다.

미각 이미지가 사라질 때까지 기다리면 된다.

30분 정도 기다리면 사라진다.

이런 일은 일상생활에서 흔히 일어난다.

음식을 먹는 행동이 끊어지는 경우다.

음식을 먹다가 어떤 이유로 중단하는 경우가 있다.

30분 정도 지난 후 다시 먹으려고 하면 식욕이 없다.

먹는 중에는 분명 식욕을 느꼈는데, 식욕이 사라졌다.

뇌를 흥분시키는 정보의 흐름이 끊어져 버렸기 때문이다.

하지만 이건 어쩔 수 없는 경우다.

음식이 눈앞에 있는데 의지로 중단하는 건 쉽지 않다.

실제로 해 보면 잘 안된다.

의지는 식욕을 완전히 누를 만큼 강하지 않다.

일단 미각정보의 흐름을 끊어야 한다.

간식먹기를 멈추고 카라멜 마끼아또를 한 모금 마신다.

'과식하지 않기' 다이어트를 하는 방식으로 마신다.

간식에 집중된 관심을 카라멜 마끼아또로 옮긴다.

천천히 마시면서 마끼아또의 맛을 최대한 즐긴다.

유산슬을 먹는데 탕수육이 나온 것과 비슷하다.

여기서 마끼아또는 일종의 간식이다.

먹고 있던 간식에서 새로운 간식으로 관심이 옮겨 간다.

먹고 있던 간식에서 주의집중이 풀린다.

옆으로 잠시 밀어 둔 유산슬처럼 관심 밖으로 밀려난다.

간식에 대한 식욕이 점점 사라진다.

마끼아또의 맛이 점점 익숙해진다.

입안에 마끼아또 말고는 다른 음식이 없다.

여기부터는 다시 '간식 먹지 않기' 다이어트를 한다.

새로운 간식이 된 마끼아또를 먹지 않는 다이어트다.

침을 모아 입맛을 다셔 본다.

쓴 입맛이 느껴지는지 느껴 본다.

이런 과정을 몇 차례 반복한다.

그러면 어느 순간부터 쓴 입맛이 느껴진다.

그리고 점점 강하게 느껴진다.

마끼아또에 대한 식욕도 사라진다.

Q. 오랜만에 맛있는 음식을 먹을 기회가 생겼을 때는 어떻게 해야 하는가?

A. 맛있는 음식을 먹을 기회가 생기면 맛있게 먹어라.
다이어트하는 사람들을 보면 종종 안타까울 때가 있다.
오랜만에 친구들이 만나 다들 맛있는 음식을 먹는데,
다이어트를 하느라 혼자 먹지 않고 참는다.
먹어도 마음껏 먹지 못하고 조금만 먹는다.
그 마음은 이해되지만, 사실은 쓸데없는 행동이다.
비만의 구조를 알지 못해 불필요한 행동을 하는 거다.
이럴 때 음식을 마음껏 먹건, 먹지 않건 별 차이 없다.
마음껏 먹으면 많은 에너지를 섭취한다.
쓰고 남은 에너지가 저장되어 살이 찔 것 같다.
하지만, 그렇지 않다.

한 번 과식한다고 해서 살을 찌울 수 있는 게 아니다.
살을 찌우는 게 그렇게 쉬운 일이 아니다.
우리는 인간을 비만하게 만드는 사회 속에 살고 있다.
따로 노력하지 않아도 뚱뚱해질 수 있다.
살을 찌우는 게 어렵다는 사실을 실감하지 못한다.
살을 찌우고 싶으면 언제든지 찌울 수 있다고 생각한다.

사실은 그렇지 않다. 오해하는 거다.

살을 찌우는 게 그렇게 만만한 일이 아니다.

현대의 비만은 축적된 기술의 산물이다.

찌우고 싶다고 내 마음대로 찌울 수 있는 게 아니다.

비만은 거저 주어지지 않는다.

비만 상태를 누리려면 뚱뚱함을 매일 획득해야 한다.

제비 한 마리 왔다고 하루아침에 봄이 오지 않는 것처럼,

과식 한 번 했다고 하루아침에 비만이 되는 게 아니다.

믿기 어려운가? 잠깐 다른 이야기를 해 보자.

누구나 바빠서 식사를 거른 경험이 한 번쯤 있을 거다.

한 끼 먹지 않았으니 그만큼 에너지를 적게 섭취한다.

한 끼 먹지 않은 만큼 살이 빠질 것 같다.

그런데, 한 끼 먹지 않은 만큼 살이 빠지던가?

한 끼 먹지 않아도 살은 빠지지 않는다.

한 끼 식사라서 느낌이 잘 오지 않는가?

그렇다면 다이어트로 한번 생각해 보자.

당신은 다이어트를 해 본 적이 있을 거다.

다이어트하느라 밥을 굶거나 음식을 먹지 않는다.

다이어트를 하면서 먹지 않은 음식의 양을 생각해 봐라.

그 음식들을 다 모으면 당신 몸무게의 몇 배는 될 거다.

만약 당신이 다이어트를 한 번도 하지 않았다면 어떨까?

먹고 싶은 대로 다 먹었다면, 어떨까?

지금 몸무게의 몇 배가 되어 거인이 되어 있을 거다.

정말 그렇게 될까? 그렇지 않다. 오해다.[96]

오해하는 이유는 우리가 비만의 의미를 모르기 때문이다.

비만에 대해 표면적으로만 알기 때문에 이런 오해를 한다.

숫자로 표시된 에너지양은 두 종류가 있다.

쌓여있는 에너지양(저량)과 흐르는 에너지양(유량)이다.

에너지양이라는 말을 같이 쓰지만 의미는 다르다.

저장된 에너지는 쌓여있는 수량(저량)이다.

'에너지 7,700kcal'처럼 어떤 순간에 쌓여있는 양이다.

에너지의 유입량, 유출량은 흐름 속의 수량(유량)이다.

'하루 3,000kcal'처럼 일정한 시간 동안 흘러가는 양이다.

뱃살은 쌓여 있는 에너지양이다.

하지만, 그 뱃살을 유지하는 건 흐르는 에너지양이다.

그런데, 우리는 종종 이 둘을 혼동한다.

예컨대 체지방 1kg은 7,700kcal의 에너지를 가진다.

---

96 만약 어떤 사람이 영화 <수퍼사이즈 미>를 똑같이 해 보기로 마음먹고 매일 하루에
5,000kcal를 먹고 2,000kcal를 소모시킨다면 90kg이었던 사람이 백 년 후에는
대략 1,600kg이 될 거다(래리 랜덜 레이, 《균형재정론은 틀렸다》, 159쪽 참고).
계산상으로는 그럴 것 같다. 그런데 정말 그렇게 될까?

7,700kcal를 더 먹으면 체중이 1kg 정도 증가할 것 같다.

7,700kcal를 덜 먹으면 체중이 1kg 정도 감소할 것 같다.

그럴듯하지만, 그렇지 않다.

그렇지 않지만, 그럴 거라고 자주 오해한다.

만약 어떤 사람이 17kg의 과체중이라 해 보자.

그는 17kg의 잉여 지방이 몸에 쌓여 있다.

얼핏 생각하면 17kg의 음식을 더 먹은 것처럼 보인다.

하지만, 17kg의 과체중은 그런 의미가 아니다.

17kg을 유지하는데 필요한 양을 매일 먹고 있다는 거다.

매일 과식 행동을 하는 '사건'이 일어나고 있다는 말이다.

17kg의 잉여에너지는 그 사건들이 만드는 결과물이다.

깨진 물독에 물을 채우는 것과 비슷하다.

100L 물독을 채우려면 100L의 물로는 안 된다.

100L의 물을 부으면 잠시 동안 물이 가득 찬다.

하지만 시간이 지남에 따라 점점 빠져나가 버린다.

결국은 독이 비게 된다.

물독을 계속 채워 두려면 계속 물을 부어야 한다.

빠져나가는 물과 같은 속도로 물을 부어 주어야 한다.

우리 몸은 잠시도 쉬지 않고 에너지를 소비하고 있다.

아무것도 하지 않거나 잠을 자는 동안에도 마찬가지다.

우리 몸은 끊임없이 에너지를 소비하는 깨진 독과 같다.

비만인은 정상인에 비해 몸이 더 무겁다.

무거운 만큼 에너지를 더 많이 소비한다.

비만 상태를 유지하려면 추가 에너지를 공급해야 한다.

그것도 지속적으로 공급해야 한다.

한번 과식한다고 해서 살을 찌울 수 있는 게 아니다.

과식은 깨진 물독에 물을 한번 가득 채운 것과 같다.

에너지가 점점 빠져나가 결국 날씬한 몸매가 돼 버린다.

비만을 유지하려면 추가적인 공급이 구조화되어야 한다.

한번 과식하는 게 아니라, 매일 과식할 수 있어야 한다.

그래야만 비만 상태를 유지할 수 있다.

비만은 지속적인 과식을 통해 유지되는 준안정상태다.

매일 과식을 해야만 유지되는 상태라는 말이다.

그러니 모처럼 생긴 기회에 참고 있을 필요가 없다.

맛있는 걸 먹는 축제는 매일 오는 게 아니다.

맛있는 게 있으면 맛있게 먹어라.

과식해도 상관없다.

매일 그렇게 과식하면 뚱뚱해진다.

하지만, 어쩌다 과식해서는 뚱뚱해질 수 없다.

그렇게 얻은 에너지는 며칠 내에 다 빠져 버린다.

나는 이것을 '반대 방향의 요요현상'이라고 부른다.[97]

잘못된 다이어트를 하면 '요요현상'이 생긴다.

바르게 다이어트하면 반대 방향으로 요요현상이 생긴다.

과식하면 살이 찐다.

하지만 며칠 지나지 않아 다시 살이 빠진다.

공중으로 던진 공이 다시 땅으로 떨어지고,

공중으로 쏜 포탄이 다시 땅으로 떨어지는 것과 같다.

체중의 중력이 작동하여 원래 체중으로 떨어진다.

과식으로 높아진 체중을 유지하지 못한다.

비만하지 못하게 된다.

비만은 그냥 주어지는 게 아니다.

인공적인 기술의 산물이다.

그 기술이 작동을 멈추면 비만도 사라진다.

뚱뚱해진다는 게 그렇게 만만한 일이 아니다.

잊지 마라!

비만 상태를 누리려면 뚱뚱함을 매일 획득해야 한다.

거저 주어지는 게 아니라 노력해서 획득해야 하는 거다.

---

97 '반대 방향의 요요현상'에 대해서는 김성훈, 《식욕만족 다이어트》, 64~69쪽 참고.

다만 현대 사회는 인공적 기술이 우리의 노력을 대신한다.

우리는 노력하고 있다는 사실조차 잊어버린다.

그래서 비만을 거저 얻은 것처럼 착각한다.

많은 재산을 상속받은 사람이 착각하는 것과 비슷하다.

돈이 노력 없이 거저 생기는 것처럼 느껴진다.

분명 자신이 노력하지는 않았다.

하지만 돈이 거저 생기지는 않는다.

누군가가 노력해서 번 거다.

돈처럼 잉여에너지도 노력 없이 거저 생기지 않는다.

비만도 노력해서 획득해야 한다.

그 획득하는 행동이 과식 행동이다.

원하건 원하지 않건 매일 과식해야 한다.

그래야 뚱뚱한 상태를 유지할 수 있다.

일시적인 과식으로는 일시적인 비만만 가능하다.

반대 방향의 요요현상으로 물거품처럼 사라진다.

로마가 하루아침에 이루어지지 않는 것처럼,

비만은 하루아침에 이루어지지 않는다.

Q. 반대 방향의 요요현상이라는 게 무엇인가?

A. 지금 우리는 잘못된 방식으로 다이어트를 하고 있다.

억지로 적게 먹고 많이 운동하는 게 다이어트라고 오해한다.

이렇게 잘못된 다이어트를 하면 요요현상이 생긴다.

다이어트로 일시적으로 살이 빠지고, 체중이 감량되지만,

다이어트를 중단하면 감량된 체중이 다시 회복된다.

원래의 뚱뚱한 몸매로 돌아간다.

반면, 바르게 다이어트하면 요요현상이 반대로 생긴다.

다이어트 중이라도 과식하면 체중이 증가하지만,

과식을 중단하면 늘어난 체중이 다시 빠져 버린다.

원래의 날씬한 몸매로 돌아간다.

이것이 '반대 방향의 요요현상'이다.

이런 현상은 식량이 부족한 사회에서 잘 나타난다.

수렵 부족은 식량이 풍부한 때도 있고, 부족한 때도 있다.

식량이 풍부할 때 억지로 먹어서 살을 찌우려고 한다.[98]

살을 찌워 기근 상황에 대비하려는 거다.

예전의 가난하던 시절에 우리도 그랬다.

---

98 재레드 다이아몬드, 《어제까지의 세계》, 447쪽~448쪽, 649~650쪽; 리 골드먼, 《진화의
배신》, 78~80쪽 참고.

명절이나 잔칫날이 되면 억지로 많이 먹고 과식했다.

이런 사회에서는 뚱뚱한 몸매를 아름답다고 여긴다.

뚱뚱해지기를 원한다. 하지만 뚱뚱해지지 못한다.

과식을 그만두면 '반대 방향의 요요현상'이 나타난다.

살이 빠져 원래 몸매로 돌아간다.

현대 사회는 식량이 부족한 수렵 사회와 반대다.

현대 사회는 식량이 풍부한 사회다. 늘 식량이 풍부하다.

기근 상황에 대비할 필요가 없다.

이미 과식하고 있고, 이미 뚱뚱하다.

억지로 적게 먹어 살을 빼려고 한다.

현대 사회에서는 날씬한 몸매를 아름답다고 여긴다.

날씬해지기를 원한다. 하지만 날씬해지지는 못한다.

다이어트를 그만두면 '요요현상'이 나타난다.

살이 찌고 원래의 몸매로 돌아간다.

지금 우리는 너무 낡은 방식으로 사고한다.

수렵 부족과 다른 행동을 하지만, 사고하는 방식은 같다.

둘 다 식욕의 구조나 비만의 구조에는 무지하다.

주어진 구조 속에 머무르며 행동만 바꾸려고 한다.

어리석은 생각이다. 고생만 하고 건강만 나빠진다.

구조를 모르기 때문에 엉뚱한 짓을 한다.

성공하려면 행동이 아니라 구조를 조정해야 한다.

그래야 성공할 수 있다.

잘못된 다이어트를 하면 요요현상이 생긴다.

다이어트에 성공해도 감량된 체중을 유지할 수 없다.

바른 다이어트를 하면 반대 방향의 요요현상이 생긴다.

과식을 해도 늘어난 체중을 유지할 수 없다.

늘어난 체중은 곧 사라지고, 날씬한 몸매로 돌아간다.

Q. 잘못된 다이어트를 하면 요요현상이 생기는데,
바른 다이어트를 하면 반대 방향의 요요현상이
생기는 이유가 무엇인가?

A. '요요현상'과 '반대 방향의 요요현상'은 같은 현상이다.

겉보기는 반대지만 작동원리는 같다.

불안정한 상태가 안정된 균형점으로 수렴하는 과정이다.

다만 그 균형점이 다르다.

사물, 식물, 동물, 인간, 현대인은 각자 균형점을 가진다.

에너지 유출입이 안정되는 균형점이다.

안정된 균형점은 에너지의 섭취량과 사용량이 일치한다.

에너지의 내부 유입이나 내부 유출이 없는 상태다.

인간의 체중은 에너지 유출입이 균형을 이룬 상태다.

낮은 체중이 되려면 낮은 균형점이 필요하다.

높은 체중이 되려면 높은 균형점이 필요하다.

그 체중을 유지하는 에너지 유출입이 구조화되어야 한다.

에너지 유출입이 균형점에서 안정되어야 한다.

우리는 인간이고, 동시에 현대인이다.

그래서 우리는 두 개의 균형점을 가진다.

인간의 균형점과 현대인의 균형점이다.

인간의 균형점은 날씬한 몸매를 만든다.

현대인의 균형점은 뚱뚱한 몸매를 만든다.

날씬한 사람은 인간의 균형점에 가까이 있다.

뚱뚱한 사람은 현대인의 균형점에 가까이 있다.

다이어트는 뚱뚱한 사람이 날씬해지려는 거다.

바르게 다이어트하려면 이 균형점을 옮겨야 한다.

하지만 지금 우리는 이런 구조 문제를 생각하지 않는다.

구조를 모르니 비만이 균형 상태라는 관념 자체가 없다.

구조를 그대로 둔 채 행동만 바꾸려고 한다.

그저 적게 먹고 많이 운동하는 게 다이어트라 생각한다.

잘못된 다이어트 방법이다.

잘못된 다이어트는 구조가 아니라 행동에 개입한다.

억지로 적게 먹고 억지로 많이 운동한다.

일시적으로는 살이 빠지고 날씬한 몸매가 된다.

하지만 낮은 체중을 유지해 줄 심리구조가 없다.

구조의 힘이 작동한다. 뚱뚱한 몸매로 끌어당긴다.

적게 먹는 게 지속적으로 고통을 준다.

결국 과식하게 되고 뚱뚱한 몸매로 돌아간다.

물속으로 밀어 넣은 공이 다시 떠오르는 것과 같다.

이게 '요요현상'이라고 부르는 거다.

높은 균형점에 매여 있는 채로 억지로 감량한 결과다.

원래의 균형점으로 돌아가는 거다.

반면 바른 다이어트는 행동이 아니라 구조를 조정한다.

현대인의 균형점에서 인간의 균형점으로 옮겨 간다.

뚱뚱한 몸매의 구조에서 날씬한 몸매의 구조로 옮겨 간다.

살이 빠지고, 날씬한 몸매가 된다.

낮은 체중으로 유지하는 심리구조의 지지를 받는다.

날씬한 몸매가 계속 유지된다.

그러다가 일시적으로 과식하는 경우가 생긴다.

살다 보면 불가피하게 며칠 과식하게 되는 경우가 있다.

과식하면 일시적으로 살이 찌고 체중이 올라간다.

하지만 높은 체중을 유지해 줄 심리구조가 없다.

이미 날씬한 인간의 균형점으로 옮겨왔기 때문이다.

구조의 힘이 작동한다. 날씬한 몸매로 끌어당긴다.

과식을 멈추면 살이 빠지고 날씬한 몸매로 돌아간다.

공중으로 던진 공이 다시 땅으로 떨어지는 것과 같다.

이게 '반대 방향의 요요현상'이다.

낮은 균형점에 매여 있는 채로 일시적으로 과식한 결과다.

원래의 균형점으로 돌아가는 거다.

요요현상은 균형점이 높은 체중에 있다.

일시적으로 낮추더라도 다시 높은 균형점으로 돌아간다.

반대 방향의 요요현상은 균형점이 낮은 체중에 있다.

일시적으로 높이더라도 다시 낮은 균형점으로 돌아간다.

요요현상도, 반대 방향의 요요현상도 그 원리는 같다.

균형점을 벗어난 상태가 균형점으로 수렴하는 과정이다.

불안정한 상태가 안정된 상태로 돌아가는 과정이다.

Q. 다이어트를 하다가 참지 못하고, 어젯밤에 왕창 먹어 버렸다. 너무 걱정스럽다. 이럴 때는 어떻게 해야 하는가?

A. 걱정할 필요 없다. 다이어트와 별 관계없다.

"맛있게 먹으면 영(0) 칼로리(kcal)."

이런 말이 있는데, 이 말과 비슷하다.

맛있게 먹었으면 그것으로 되었다. 걱정할 거 없다.

물론 먹은 게 영(0) 칼로리(kcal)가 되지는 않는다.

하지만 다이어트에 대한 효과는 영(0)이다.

왕창 먹었건 참고 안 먹었건 다이어트와 관계없다.

'잘 먹어서 기분 좋다'고 생각하고 잊어버리면 된다.

살다 보면 왕창 먹을 때가 있다.

연달아 회식이 생길 수도 있고,

연말 모임이 여러 번 생길 수도 있고,

명절 휴일 때처럼 많이 먹을 기회가 생기기도 한다.

그럴 때 자기의 뜻과 관계없이 과식하게 된다.

며칠 과식하면 체중이 올라간다.

체중계 눈금이 올라가는 걸 보면 놀라서 자책한다.

큰 잘못이라도 저지른 것처럼 후회한다.

그럴 필요 없다. 자책하거나 후회할 일이 아니다.

비만의 구조를 이해하지 못해 오해하는 거다.

이렇게 체중이 올라가는 건 중요하지 않다.

일시적인 과식은 우리를 뚱뚱하게 만들지 못한다.

하늘로 던진 공이 계속 공중에 있을 수 없는 것과 같다.

위로 던진 공은 저절로 아래로 내려온다.

중력이 작용하기 때문이다.

공이 내려오고 싶어서 내려오는 게 아니라,

높은 위치를 유지할 힘이 없기 때문이다.

체중도 이와 같다.

일시적 과식으로 늘어난 체중은 일시적으로만 존재한다.

체중을 아래로 끌어당기는 힘이 작동하면 사라진다.

그런데 지금 우리는 이런 구조를 모른다.

체중에 중력 같은 힘이 있다는 사실 자체를 모른다.

그래서 엉뚱한 생각을 하고, 엉뚱한 행동을 한다.

며칠 과식하면 살이 찔 거라는 생각이다. 오해다.

수렵 부족이 며칠 과식해서 살을 찌우지 못하는 것처럼,

당신도 며칠 과식해서는 살을 찌우지 못한다.

체중을 아래로 끌어당기는 힘 때문이다.

그 힘은 자연적이고 지속적이다.

자연적으로, 지속적으로 체중을 아래로 끌어당긴다.

뚱뚱해지려면 이 힘을 극복해야 한다.

더 강하게 지속적으로 밀어 올리는 힘이 있어야 한다.

일시적으로 과식하는 것으로는 어림도 없다.

뚱뚱해지는 게 그렇게 쉬운 일이 아니다.

뚱뚱해지려면 지속적으로 과식하는 구조가 필요하다.

우리는 과식하는 구조가 이미 만들어진 사회에 산다.

그래서 과식하는 게 어렵게 느껴지지 않는다.

과식하는 행동이 자연적이고 당연하게 느껴진다.

하지만, 그렇지 않다.

과식하는 행동은 자연적이지도 당연하지도 않다.

인공적으로 만들어진 행동 방식이다.

인공적인 힘이 작동하는 동안에만 작동하는 방식이다.

뚱뚱해지려면 지속적으로 과식하는 구조가 필요하다.

일시적인 과식으로는 뚱뚱해질 수 없다.

다이어트도 마찬가지다.

날씬해지려면 지속적으로 과식하지 않는 구조가 필요하다.

일시적으로 과식하지 않는 것으로는 날씬해질 수 없다.

어떤 사람이 17kg의 과체중 상태에 있다고 해 보자.

이건 17kg의 음식을 더 먹었다는 의미가 아니다.

그 체중을 유지하는 과식을 지속적으로 한다는 의미다.
이걸 모르기 때문에 엉뚱한 생각을 한다.

예를 들어 '하루 100칼로리(kcal) 다이어트'라는 게 있다.
하루에 100kcal의 에너지 섭취를 줄이거나,
하루에 100kcal의 에너지 소비를 늘리면,
1년에 대략 4.5kg 정도가 감량된다는 거다.
얼핏 들으면 말이 되는 것 같다.
하루 100kcal씩 365일이면 36,500kcal.
체지방 1kg이 7,700kcal.
36,500을 7,700으로 나누면 대략 4.7 정도다.
4.5kg이 빠진다고 하니 대략 그 정도 빠질 것 같다.
"정말로 이게 가능할까?"

뚱뚱한 K가 있다. 키는 172cm, 몸무게는 90kg이다.
매일 점심 식사 후에 달콤한 커피를 한 잔씩 마신다.
평소에 운동은 하지 않는다.
그러다가 K는 건강검진을 받았다. 결과는 고도비만.
의사는 즉시 체중을 17kg 정도 줄이라고 말했다.
이대로 가면 당뇨병, 고혈압 등 성인병이 생긴다고 했다.
K는 다이어트를 해서 살을 빼야겠다고 마음먹었다.

그가 선택한 다이어트는 '하루 100칼로리(kcal) 다이어트.'

칼로리 섭취를 줄이고, 칼로리 소비를 늘린다.

평소에 먹던 음식은 그대로 먹는다.

대신 매일 한 잔씩 마시는 커피 종류를 바꾼다.

달콤한 커피를 아메리카노로 바꾼다.

안 하던 운동도 한다.

매일 아침 200kcal가 소비되도록 조깅을 30분씩 한다.

"이렇게 1년을 하면 얼마나 살이 빠질까?"

다이어트를 하기 전에 K가 나름대로 계산을 해 보았다.

하루에 100kcal의 에너지 섭취를 줄이거나,

하루에 100kcal의 에너지 소비를 늘리면

1년 후에 대략 4.5kg의 체중이 감소한다.

달콤한 커피는 210kcal, 아메리카노는 10kcal다.

마시는 커피를 바꾸면 매일 200kcal를 적게 먹는다.

조깅으로 매일 200kcal를 추가로 소모한다.

하루에 400kcal가 적어지게 된다.

1년 뒤 18kg(4.5kg×4=18kg)이 빠져 날씬하게 된다.

K는 1년 동안 18kg을 빼기로 굳게 마음먹었다.

K는 이대로 실천했다.

아무리 달콤한 커피를 마시고 싶어도 참았다.

18kg이 빠질 거라는 생각에 참고 아메리카노를 마셨다.

아무리 일어나기 싫은 날에도 일어났다.

18kg이 빠질 거라는 생각에 반드시 일어나 조깅했다.

단 하루도 빠지지 않았다. 그렇게 1년이 지났다.

"과연 K는 18kg이 빠졌을까?"

결론부터 말하자면, 18kg은 빠지지 않는다.

'하루 100칼로리(kcal) 다이어트'는 엉터리다.

조금만 생각해 보면 황당한 소리라는 사실을 알 수 있다.

비만의 구조를 알지 못해서 생긴 오해다.

예를 들어 K가 10년 동안 이렇게 했다고 생각해 보자.

10년 동안 아메리카노만 마시고, 매일 30분씩 조깅했다.

'하루 100칼로리(kcal) 다이어트'가 사실이라면,

1년 뒤에는 18kg이 빠지고,

2년 뒤에는 36kg이 빠지고,

3년 뒤에는 54kg이 빠지고,

4년 뒤에는 72kg이 빠지고,

5년 뒤에는 90kg이 빠져서 체중이 영(0)이 되고,

다이어트를 계속 더 하면, 계속 살이 빠져야 한다.

10년 뒤에는 180kg이 빠지고, K는 -90kg이 된다.

"세상에 체중이 마이너스인 사람을 본 적 있는가?"

얼토당토않은 소리다. 구조적으로 불가능한 이야기다.

하지만, 비만이 준안정상태라는 개념 자체가 없기 때문에

이런 황당한 소리를 해도 이상한지 모른다.

K도 자신의 계산이 어디서 잘못됐는지 모른다.

그래서 오해한다.

만약 하루라도 달콤한 커피를 마신 날이 있다면,

하루라도 조깅을 하지 않고 자 버린 날이 있다면,

실패의 이유를 자신에게 돌리고, 자신을 원망한다.

"그날 그 달콤한 마끼아또를 마시지 않았어야 했는데…"

자신을 책망하고 한탄하지만, 사실은 속은 거다.

그날 달콤한 커피를 마셨건 마시지 않았건 별 차이 없다.

속고 있어 방법의 잘못을 자신의 잘못으로 오해한다.

"이건 구조적으로 잘못되었어!"라고 느끼지 못한다.

어젯밤에 왕창 먹은 당신의 이야기도 마찬가지다.

"어젯밤에 먹지 말았어야 했는데…."라고 자책하지만,

어젯밤에 먹었건 먹지 않았건 별 차이 없다.

일시적으로 상승한 체중은 며칠 내로 다 빠진다.

중요한 건 매일 그렇게 먹느냐는 거다.

높은 체중을 유지하는 에너지 흐름의 구조가 있느냐다.

구조화되지 않은 과식은 살을 찌우고 유지할 수 없다.

그러니 한 번 왕창 먹었다고 자책할 필요 없다.

'맛있게 잘 먹었다'고 생각하면 된다.

Q. 먹고 싶은 대로 먹고, 운동하지 않고, 매일 카라멜
   마끼아또를 한 잔씩 마시는 방법으로 얼마나
   날씬해질 수 있는가?

A. 조각상 같은 몸매가 될 때까지 날씬해진다.
고대 그리스나 로마, 르네상스 시대의 조각상들을 봐라.
그 조각상들에 새겨진 신과 인간들의 몸매다.
다이어트 결과 그 정도로 날씬한 몸매를 갖게 된다.

바른 다이어트는 자연적인 인간의 몸매를 만든다.
자연적인 인간의 몸매가 될 때까지 살이 빠진다.
그 몸매는 현대 이전의 인간들이 가진 몸매다.
현대 이전의 인간들은 날씬했다.
원해서가 아니라, 뚱뚱해질 수 없어서 날씬했다.
뚱뚱해지는 조건을 갖추지 못해 뚱뚱해질 수 없었다.
그래서 날씬했다.

그들의 몸매는 조각상의 몸매와 비슷하다.
다이어트 결과 우리는 자연적인 몸매를 가진다.
자연적인 몸매는 조각상의 몸매와 비슷하다.
그래서 다이어트 결과 조각상 같은 몸매를 가지게 된다.

Q. 자연적인 인간의 몸매가 어떻게 조각상에 새겨진 모습과 비슷하게 되는가?

A. 자연적인 몸매는 진화의 결과물이다.

자연환경에서 생존하는데 적합한 몸매다.

달리고 사냥하는데 적합한 몸매다.

맹수를 만났을 때 도망치는 데 적합하다.

먹잇감을 만났을 때 쫓아가 잡는 데 적합하다.

이런 몸매는 전쟁과 체육 경기를 하는 데도 적합하다.

그리스인들은 전쟁과 체육 경기를 중요하게 여겼다.

그런 활동에 적합한 몸매를 이상적인 몸매라고 생각했다.

그래서 그 모습을 조각상에 새겨 넣었다.

로마인들은 그리스 조각상들을 모방해서 조각했다.

중세를 거치며 오랫동안 무시되고 잊혀졌지만,

르네상스 시대가 되자 고대의 예술품들이 재조명되었다.

예술가들이 고대 로마의 예술품들을 모방하여 조각했다.

자연적인 몸매는 전쟁과 체육 경기에 적합하다.

그리스인들은 전쟁과 체육에 적합한 몸매를 조각했다.

로마인들은 그리스 조각상을 모방하여 조각했다.

르네상스인들은 로마의 조각상을 모방하여 조각했다.
그래서 자연적인 몸매가 조각상들의 몸매와 비슷하다.

Q. 다이어트 결과 조각상 같은 몸매가 된다는데,
그렇다면 배에 식스팩(six-pack) 복근이 생기고,
보디빌더 같은 멋진 몸매가 되는가?

A. 아니다. 보디빌더 같은 몸매가 되지는 않는다.

다이어트를 하면 자연적인 몸매가 된다.

보디빌더의 몸매는 자연적인 몸매가 아니다.

현대의 운동 기술에 의해 만들어진 인공적인 몸매다.

자연적인 몸매는 마른 사람들이 가진 날씬한 몸매다.

울퉁불퉁한 근육질의 몸매가 아니다.

다이어트를 해도 배에 식스팩이 생기지는 않는다.

식스팩을 원하면 복근운동을 해야 한다.

이런 복근은 자연적인 인간의 몸매가 아니다.

다이어트는 말 그대로 '조각상 같은' 몸매를 만든다.

조각상에 새겨진 신과 인간들이 가진 몸매 말이다.

아폴론상, 바쿠스상[99], 다비드상[100]…

그런 조각상에 새겨진 몸매 같은 거다.

---

99 바쿠스상(Bacchus)은 르네상스 시대 이탈리아 조각가 미켈란젤로(Michelangelo Buonarroti)가 1496년에서 1497년 사이에 대리석으로 조각한 작품이 유명하다.

100 다비스상(David)은 미켈란젤로가 1501년에서 1504년 사이에 대리석으로 조각한 작품이 유명하다.

예를 들어 벨베데레의 아폴론상[101]을 봐라.

그 조각상은 보디빌더 같은 식스팩 복근이 없다.

허벅지처럼 굵은 팔뚝도 없다.

그냥 날씬한 몸매다. 그런 몸매가 된다.

보디빌더 같은 몸매를 원하면 운동을 따로 해야 한다.

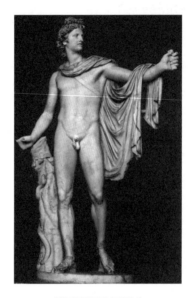

[벨베데레의 아폴론상]

---

101 벨베데레의 아폴론상(Apollo of the Belvedere)은 활을 쏘는 아폴론 신을 조각한
　　대리석상이다. 그리스시대에 만들어진 청동상을 모방하여 로마 시대에 만든 것으로
　　르네상스 시대에 많은 조각상의 모델이 되었다.

Q. 다이어트를 언제까지 해야 하는가?

A. 다이어트는 날씬해질 때까지 해야 한다.

그런데, '날씬하다'는 말이 좀 애매하다.

날씬하다는 기준이 사람마다 다르다.

날씬하다는 객관적이고 구체적인 기준이 필요하다.

기준은 BMI지수(체질량지수)로 정한다.

BMI지수(체질량지수)는 비만을 판정하는 지표다.

몸무게(kg)를 키(m)의 제곱으로 나눈 값으로 계산한다.

목표 수치는 모든 사람에게 같지 않다.

다이어트를 하는 동기에 따라 다르다.

건강을 위한 경우와 미용을 위한 경우가 있다.

건강을 위한 경우 목표점은 BMI지수 25다.

BMI지수 25가 가장 건강한 몸매다.[102]

BMI지수가 25가 될 때까지 다이어트를 한다.

BMI지수가 25가 되면 다이어트를 종료한다.

---

102 체중 관련 위험도를 측정하기 위해 의학계에서는 오랫동안 BMI 사망률 곡선을 주요 지표로 받아들였는데, 여기서 최적의 지표는 BMI지수 25이다. 25 이하로 체중이 감소하거나 25 이상으로 체중이 증가하면 기대 수명을 단축하는 요인이 된다고 한다. 특히 25 이하로 체중이 감소하는 경우가 25 이상으로 체중이 증가하는 경우에 비해 더 급격하게 사망률이 증가한다(아힘 페터스, 《다이어트의 배신》, 187~188쪽 참고).

다이어트를 하지 않더라도 더 이상 살이 찌지 않는다.

하지만, 살다보면 다시 살이 찔 수 있다.

생활환경이 바뀌고 과식하게 될 수 있다.

그래서 뚱뚱해지면 그때 다시 시작하면 된다.

BMI지수 25는 과체중과 비만의 경계선이다.

25 미만이면 과체중, 25 이상이면 비만이다.

25 정도면 날씬한 게 아니라, 과체중이다.

과체중이지만, 건강하다.

건강을 원하면 이 정도로 충분하다.

하지만, 미용을 위한 경우는 다르다.

미용을 위한 경우라면 BMI지수 25에 만족하지 못한다.

건강하다는 것만으로는 만족하지 못하는 사람들이 있다.

많은 사람들이 건강보다는 미용을 위해 다이어트를 한다.

'다른 사람들이 보기에' 멋있는 몸매를 원한다.

아름답게 보이는 몸매를 가지고 싶어 한다.

다이어트에서는 '내가' 어떻게 느끼느냐도 중요하지만,

내 몸매가 '다른 사람에게' 어떻게 보이느냐도 중요하다.

다른 사람들의 기준으로 볼 때, 멋있는 몸매를 원한다.

매력적인 몸매에 대한 기준은 사회마다 다르다.

현재 우리 사회는 날씬한 몸매를 매력적이라고 여긴다.

조각상처럼 날씬한 몸매를 아름답다고 생각한다.

더 건강한 몸매보다는 더 멋있는 몸매를 원한다.

그 생각이 맞는지 틀렸는지는 단정할 수 없다.

그건 각자가 알아서 선택할 문제다.

다만, 그렇게 되려면 BMI지수가 더 내려가야 한다.

23까지 내려가야 한다.

미용을 위해 다이어트하는 경우 목표점은 23이다.

BMI지수 23은 정상과 과체중의 경계 지점이다.

23 미만이면 정상, 23 이상 25 미만이면 과체중이다.

BMI지수 23이면 날씬한 몸매다.

르네상스 시대 조각상의 몸매와 비슷한 몸매가 된다.

BMI지수가 23이 될 때까지 다이어트를 한다.

BMI지수가 23이 되면 다이어트를 종료한다.

Q. 인간에게 자연적인 과식 능력이 없고, 자연적으로 뚱뚱해질 수 없는 이유는 무엇인가?

A. 인간은 자연적인 과식 능력이 없다.

선천적으로 과식 능력을 부여받지 못했다.

과식 능력이 없으니 뚱뚱해질 수 없다.

날씬하게 살 수밖에 없다.

날씬하게 살고 싶어서가 아니다.

날씬하게 살도록 태어나 버렸다.

좋건 싫건 날씬하게 살아야 한다.

뚱뚱해지고 싶다고 아무나 뚱뚱해질 수 있는 게 아니다.

뚱뚱해지는 건 특수한 능력이 실현되는 거다.

뚱뚱해지는 능력, 즉 비만 능력이 실현되는 거다.

동물 중에는 자연적 비만 능력을 부여받은 동물들이 있다.

하마나 코끼리 같은 동물들이다.

우리 인간은 그런 능력을 부여받지 못했다.

뚱뚱해지려면 '쓰고 남는 에너지'가 있어야 한다.

남는 에너지를 몸에 저장할 수 있어야 한다.

그러려면 필요한 에너지보다 더 먹을 수 있어야 한다.

과식할 수 있어야 한다는 말이다.

뚱뚱해지려면 과식 능력이 있어야 한다.

과식 능력이 비만 능력의 요체다.

"과식하는 것도 능력일까?"

얼핏 생각하면 과식하는 게 어렵지 않을 것 같다.

과식하기 위해 특별한 능력은 필요 없을 것 같다.

그냥 더 먹으면 될 것 같다. 하지만, 그렇지 않다.

과식 능력이 없는 동물은 과식하지 못한다.

필요에너지양 이상으로 먹을 수 없다.

더 먹으면 고통을 느끼도록 진화했기 때문이다.

필요에너지양 이상으로 먹으면 불쾌감을 느낀다.

과식은 불쾌감을 준다. 그래서 과식하지 못한다.

과식 능력을 가지려면 과식할 수 있도록 진화해야 한다.

하지만, 그렇게 진화하는 게 쉽지 않다.

그렇게 진화하려면 뚱뚱해져도 살 수 있어야 한다.

자연 세계에서는 뚱뚱하게 사는 게 쉽지 않다.

자연은 자비롭지 않다.

환경에 적응하지 못하면 가차 없이 죽여 버린다.

과식하려면 뚱뚱해져도 살아남는 조건을 갖춰야 한다.

그 조건을 갖추지 못한 동물은 과식할 수 없다.

뚱뚱해지면 자연이 죽여 버리기 때문이다.

뚱뚱하게 살 수 없는 조건에 묶여 있으면서
뚱뚱해진 동물들은 진화과정에서 모두 도태된다.

뚱뚱해져도 살아남는 조건은 두 가지다.
천적으로부터 빠른 속도로 도망칠 필요가 없어야 하고,
먹잇감을 보고 빠른 속도로 쫓아갈 필요가 없어야 한다.
이 조건들을 갖추지 못하면 뚱뚱하게 진화할 수 없다.
뚱뚱해지는 건 속도를 포기하는 거다.
미래의 식량을 저장하는 대신, 현재의 속도를 포기한다.
속도를 포기하면 천적에게 잡아먹힌다.
먹잇감을 만나도 쫓아가 잡지 못한다.
토끼, 사슴 같은 초식 동물은 천적에게서 도망쳐야 한다.
속도를 포기할 수 없다.
뚱뚱해지면 달리는 속도가 떨어진다.
천적을 만났을 때 도망치지 못해 잡아먹힌다.
뚱뚱하게 진화할 수 없다. 날씬하게 진화한다.
사자나 표범 같은 육식 동물은 먹잇감을 잡아야 한다.
속도를 포기할 수 없다.
뚱뚱해지면 달리는 속도가 떨어진다.
먹잇감을 만났을 때 쫓아가지 못해 잡지 못한다.
뚱뚱하게 진화할 수 없다. 날씬하게 진화한다.

이 두 조건을 모두 갖춘 동물은 많지 않다.

그래서 뚱뚱해지는 능력을 갖춘 동물이 많지 않다.

하마나 코끼리 같은 대형 초식 동물이 이 조건을 갖춘다.

하마나 코끼리는 천적이 없다. 도망칠 필요가 없다.

초식 동물이라 먹잇감을 쫓아서 뛰어다닐 필요가 없다.

이들의 생존에서 '속도'는 그다지 중요하지 않다.

뚱뚱해질 수 있고, 뚱뚱해지는 방향으로 진화한다.

인간은 인간으로 진화할 때 비만 조건을 갖추지 못했다.

속도를 포기할 수 없는 조건에서 진화했다.

인간은 대형 육식 동물들과 싸워 이길 수가 없다.

도망치지 못하면 잡아먹힌다.

뚱뚱한 인간들은 달리는 속도가 느리다. 잡아먹힌다.

날씬한 인간들은 달리는 속도가 빠르다. 도망쳐 살아남는다.

먹잇감을 만났을 때 먹잇감을 쫓아가 잡아먹어야 한다.

뚱뚱한 인간들은 잡지 못해 굶어 죽는다.

날씬한 인간들은 잡아먹고 살아남는다.

생존경쟁에서 뚱뚱한 인간들이 도태된다.

날씬한 인간들이 살아남는다.

날씬한 인간들은 적당히 먹을 때 배부름을 느낀다.

과식하면 배부른 고통을 느끼는 속성을 가진 인간들이다.

그래서 과식할 수 없고, 날씬한 몸매를 가지고 있다.

살아남은 인간들이 자손을 남긴다. 그 자손이 우리다.

우리는 살아남은 인간들, 날씬한 인간들의 후손이다.

날씬한 몸매의 유전자를 물려받았다.

우리 모두는 날씬한 몸매의 유전자를 가지고 태어난다.

과식하면 배부른 고통을 느끼는 속성을 가지고 있다.

그래서 우리 모두는 유전적으로 과식 능력이 없다.

과식하고 싶어도 과식할 수 없다.

자연적인 식욕은 우리가 과식하지 못하도록 만든다.

과식할 때 고통을 준다.

족쇄처럼 우리를 날씬한 몸매에 묶어 둔다.

벗어나려고 하면 다시 날씬한 몸매로 끌고 간다.

이것이 우리를 날씬하게 만드는 힘의 실체다.

앞에서 말했던 '체중의 중력'이다.

Q. 인간은 과식 능력, 비만 능력이 없는데 왜 우리는 현실적으로 과식하고, 뚱뚱해지는가?

A. 인간은 자연적인 과식 능력이 없다.

자연의 족쇄가 우리를 날씬한 몸매에 묶어 둔다.

그런데 인간이 이 족쇄를 푼다.

불쾌감 없이 과식할 수 있는 기술을 개발한다.

인공적인 식욕을 만들어 과식하게 만든다.

과식 능력을 인공적으로 부여한다.

바로 '요리 기술'이다.

요리는 자연적인 음식을 더 맛있게 만든다.

날것의 쇠고기보다 스테이크가 더 맛있다.

날것의 돼지고기보다 돈가스가 더 맛있다.

날것의 닭고기보다 프라이드치킨이 더 맛있다.

더 맛있는 건 먹을 때 더 큰 즐거움을 준다.

요리된 음식은 자연적 음식보다 더 큰 즐거움을 준다.

인공적인 맛의 즐거움이 과식의 불쾌감보다 크다.

맛의 즐거움이 과식의 불쾌감을 상쇄하고도 남는다.

맛의 즐거움에 빠진 뇌가 과식의 불쾌감을 무시한다.

우리의 의식에서 과식의 불쾌감이 사라진다.

불쾌감이 사라지니, 불쾌감 없이 과식할 수 있게 된다.[103]

과식해도 불쾌감이 느껴지지 않는다.

과식하는 것이 즐거움으로 느껴진다.

필요 이상으로 과식한다.

필요 이상으로 에너지를 섭취한다.

필요한 에너지를 쓰고도 에너지가 남는다.

남은 에너지가 몸에 저장된다.

이것이 뚱뚱해지는 과정이다.

과식할 때 자연적인 힘과 인공적인 힘이 부딪친다.

자연적인 식욕의 힘은 과식을 억제한다.

인공적인 식욕의 힘은 과식을 유발한다.

두 개의 힘이 서로 팽팽하게 맞서고 있다.

하나는 체중을 아래로 끌어당기고,

우리를 날씬한 몸매로 끌고 간다.

다른 하나는 체중을 위로 밀어 올리고,

우리를 뚱뚱한 몸매로 끌고 간다.

이 두 힘이 이루는 균형이 현재의 식욕을 결정한다.

현재의 체중, 현재의 몸매를 만든다.

---

103 요리 기술이 과식의 불쾌감을 사라지게 하고, 인공적인 과식 능력을 부여하는 과정에
대해서는 김성훈, 《식욕만족 다이어트》, 236~251쪽을 참고하기 바란다.

현재의 비만은 자연적 안정상태가 아니다.

자연스럽게 보이지만 인공적인 준안정상태다.

인공적인 힘으로 유지되는 잠정적 균형 상태다.

인공적인 힘의 작동이 멈추면 사라질 일시적 현상이다.

다만, 지금은 인공적인 힘이 자연적인 힘보다 더 강하다.

과식이 유발되고, 뚱뚱한 지점에서 균형점이 맞춰진다.

인공적인 힘에 의해 높은 체중에서 안정성이 유지된다.

하지만, 이걸 잊어서는 안 된다.

우리의 체중을 아래로 끌어당기는 힘이 있다.

우리는 날씬하게 만드는 힘을 가지고 태어났다.

현실적으로 느껴지지는 않지만,

그런 힘이 있다는 사실은 반드시 기억해야 한다.

그리고 그 힘을 이용해야 한다.

인공적인 힘만 사라지면 자연적인 힘이 드러난다.

자연적인 힘이 우리를 날씬한 몸매로 끌고 간다.

다이어트는 억지로 참고 견디는 게 아니다.

이 구조를 이용해 날씬한 몸매가 되는 거다.

자연적으로 부여받은 몸매로 돌아가는 거다.

Q. 야식을 먹지 않는 것이 쉽지 않다.
카라멜 마끼아또를 사용하는 방법 외에 추천해 줄
다른 방법은 없는가?

A. 카라멜 마끼아또 다이어트는 바른 다이어트 중 하나다.

하나의 예시일 뿐 반드시 이대로 해야 하는 게 아니다.

사람마다 생활하는 조건이 다르다.

자신의 생활 조건은 자신이 제일 잘 안다.

자기에게 맞는 방법을 만들어서 사용하면 된다.

다만 그 방법은 3가지 요건을 반드시 갖추어야 한다.

1. 즐거운 다이어트

2. 건강한 다이어트

3. 지속 가능한 다이어트

이 3가지 요건만 갖춘다면 어떤 방법이든 상관없다.

과식은 간식, 야식, 식사 중 과식의 3가지가 있다.

다이어트도 이에 대응하여 3가지의 경우가 있다.

간식하지 않기, 야식하지 않기, 과식하지 않기다.

이를 하루 일과로 정리하면 7가지가 된다.

다이어트 일과

1. 아침 식사 전에 간식하지 않기
2. 아침 식사에 과식하지 않기
3. 오전 시간에 간식하지 않기
4. 점심 식사에 과식하지 않기
5. 오후 시간에 간식하지 않기
6. 저녁 식사에 과식하지 않기
7. 저녁 시간에 야식하지 않기

1~4는 어렵지 않다. 5~7이 어렵다.

그중에서도 특히 7번 '야식하지 않기'가 가장 어렵다.

식사 후 시간이 많이 지났기 때문이다.

예를 들어 어떤 K씨라는 사람을 가정해 보자.

그는 아침을 7시에, 점심을 12시에, 저녁을 7시에 먹는다.

아침 먹고 대략 5시간 후에 점심을 먹는다.

점심 먹고 대략 7시간 후에 저녁을 먹는다.

그 사람이 12시까지 깨어 있으면 저녁 먹고 5시간이 지났다.

저녁 식사로 먹은 음식이 거의 소화되었다.

아침 식사가 소화되어 점심 식사를 할 때와 비슷하다.

뱃속에 빈 공간이 늘어나고, 소화 능력이 점점 커진다.

포만감에서 점점 멀어지고, 배고픔에 점점 가까워진다.

몸에서 먹을 걸 달라는 신호를 뇌에 보낸다.

쓴 입맛으로 뇌를 속이기가 점점 어려워진다.

'먹고 싶다'는 신호가 뇌에 계속 들어오고 있는데,

'먹고 싶지 않다'고 뇌를 속이기는 쉽지 않다.

그래서 늦게까지 깨어 있으면 뇌가 잘 속지 않는다.

시간이 늦어지면 늦어질수록 점점 속지 않는다.

가장 좋은 방법은 일찍 자는 거다.

늦게까지 깨어 있지 않으면 야식도 없다.

야식 먹을 시간이 없어지기 때문이다.

잠은 야식 먹을 시간을 없애 버린다.

일찍 잘 수 없다면 자신의 환경에 맞게 대응한다.

야식하지 않기는 저녁 식사를 하는 환경과 관련된다.

만약 집에서 식사하는 경우라면 이 방법을 추천한다.[104]

아예 야식 먹을 시간을 없애 버리는 방법이다.

잠이 야식 먹을 시간을 없애는 것처럼 식사로 없앤다.

다이어트 하루 일과 중 6번은 저녁 식사 시간이다.

7번은 저녁 식사 후 잠잘 때까지의 시간이다.

7번이 야식을 먹을 수 있는 시간이다.

---

104 이 방법은 휴일에 집에서 식사하는 경우 다이어트 일과 중 4번(점심 식사에 과식하지
    않기), 5번(오후 시간에 간식하지 않기)에도 그대로 적용할 수 있다.

여기서 7번을 없애고, 6번으로 대체한다.

6번을 늘려서 잠잘 때까지 저녁 식사를 계속한다.

'정보를 세분하는 방식'으로 식사 시간을 늘린다.

효율성과 싸우기 위해 비효율적인 방식으로 돌아간다

인간은 생물학적으로 영장류에 속한다.

하지만 다른 영장류들과는 식사 방식이 다르다.

영장류는 조금씩 하루 종일 야금야금 먹는 반면,

육식 동물은 한꺼번에 포식하고 오랫동안 먹지 않는다.

인간은 원래 영장류처럼 조금씩 하루 종일 먹었지만,

사냥을 하면서 육식 동물처럼 식사 습관이 바뀌었고,

이후 사냥에서 농사로 생산환경이 바뀌면서

하루에 세 번 먹는 방식으로 다시 바뀌었다고 한다.[105]

지금 우리는 다른 영장류처럼 먹지 않는다.

아마 5시간 동안 저녁 식사를 하는 사람은 없을 거다.

먹는데 그렇게 많은 시간을 낭비할 필요가 없다.

인간은 동물들에 비해 에너지 섭취 방식이 효율적이다.

영양가 높은 음식을 불로 요리해서 먹는다.

짧은 시간에도 높은 에너지 섭취가 가능하다.

영장류처럼 하루 종일 먹고 있을 필요가 없다.

하지만 우리는 다르다. 우리에겐 다른 필요가 있다.

지금 우리에게 필요한 건 이 효율성에 저항하는 거다.

효율적인 에너지 섭취를 방해해야 한다.

그래서 비효율적인 에너지 섭취 방식을 채택한다.

식사를 세분해 다시 영장류 시절의 방식으로 돌아간다.

'간식하지 않기'에서 정보를 세분하는 방식과 같다.

간식하지 않기는 카라멜 마끼아또의 정보를 세분한다.

여기서는 저녁 식사로 먹는 음식의 정보를 세분한다.

아주 조금, 음식 맛이 느껴질 정도만 먹는다.

맛을 느낄 수 있는 최소량을 먹는다.

쉽게 말해 밥을 깨작깨작 먹는다.

저녁 식사를 5시간 동안 먹는다고 생각하고 먹는다.

5시간 동안 저녁 식사만 하고 있을 필요는 없다.

저녁 시간에 할 수 있는 다른 일을 한다.

TV를 보거나, 책을 읽거나, 음악을 듣는다.

그러면서 밥을 먹는다. 야식 먹듯이 밥을 먹는다.

다른 일을 하면서 야금야금 먹는다.

먹다가 그만 먹고 싶으면 그만 먹고 남겨 둔다.

식탁에 계속 앉아 있을 필요도 없다.

다른 일을 하다가 다시 생각나면 다시 와서 먹는다.

조금씩 계속 음식의 정보를 뇌로 보낸다.

음식의 맛을 최대한 느끼도록 한다.

적은 양으로 최대한의 정보를 뇌에 보낸다.

뇌가 음식의 정보로 가득 차게 만든다.

---

105 데스먼드 모리스, 《털 없는 원숭이》, 34~35쪽, 208~211쪽; 《맨워칭》, 496~498쪽; 리처드 랭엄, 《요리 본능》, 170쪽, 180~189쪽 참고.

뇌가 음식에 대해 둔감해진다.

평소에 야식으로 좋아하던 음식을 봐도 먹고 싶지 않다.

식사하는 음식에 의식이 집중되어 있기 때문이다.

그 상태가 유지되는 한 야식을 먹으려는 식욕이 없다.

야식을 먹으려는 식욕이 없으니 야식을 먹지 않는다.

Q. 우리가 아는 식욕은 표면적인 식욕이라고 했는데,
그렇다면 표면 아래에 있는 식욕의 모습은
어떠한가?

A. 표면 위로 드러나 우리에게 보이는 식욕(A)은
표면 아래의 보이지 않는 힘들이 대립해서 만든다.
과식을 억제하는 식욕(A_1)과 유발하는 식욕(A_2)이다.
과식을 억제하는 식욕(A_1)과 유발하는 식욕(A_2)도 같다.
그 아래에서 대립하는 다른 힘들에 의해 만들어진다.[106]

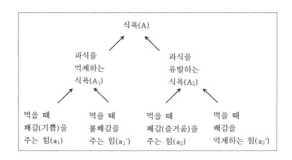

---

106 강도는 감성적인 것의 이유에 해당하는 차이의 형식이다. 강도는 그 자체가 어떤
차이에 의해 구성된다. 하지만 이 차이는 다시 다른 차이들에 의해 형성된 차이다.
모든 강도는 E-E'이고, 이때 E 자체의 배후에는 다시 e-e'가 있고 e의 배후에는 다시 ε-ε'가
있으며, 이런 과정이 계속 이어진다. 그리고 바로 이러한 강도상의 장(場)이 모든
질과 연장 또는 모든 특성부여와 조직화에 선행하면서 그것들을 가능하게 하는
개별화의 환경이다(질 들뢰즈, 《차이와 반복》, 265쪽, 476쪽; 《들뢰즈가 만든 철학사》,
493~494쪽 참고).

지금 우리는 다이어트할 때 식욕(A)을 직접 조정한다.

이미 만들어져 표면에 드러난 식욕을 억지로 참는다.

그래서 다이어트 과정이 고통스럽다.

이 고통에서 벗어나려면 표면 아래의 힘을 조정해야 한다.

식욕의 구성되는 모습은 다음의 그래프와 같다.

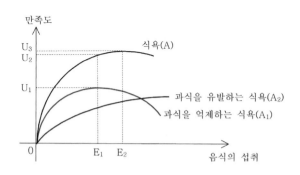

A_1(과식을 억제하는 식욕)은 자연적인 힘이다.

우리가 자연으로부터 유전적으로 부여받은 식욕이다.

A_1은 E_1에서 만족도가 최고점 U_1에 이르기 때문에,

우리가 E_1을 넘어 과식하면 만족도가 줄어든다.

음식을 먹을수록 점점 불쾌해진다.

그래서 E_1을 넘어 과식하지 못하게 만든다.

과식을 억제하는 힘으로 작동한다.

우리를 날씬한 몸매로 끌고 간다.

A_2(과식을 유발하는 식욕)는 인공적인 힘이다.

인간이 요리 기술을 통해 만들어 부여한 식욕이다.

A_2는 E_1에서 계속 상승 중에 있기 때문에,

우리가 E_1을 넘어 과식하더라도 만족도가 계속 늘어난다.

음식을 먹을 때 계속 즐겁다.

그래서 E_1을 넘어 계속 과식할 수 있도록 만든다.

과식을 유발하는 힘으로 작동한다.

우리를 뚱뚱한 몸매로 끌고 간다.

식욕(A) = 과식 억제 식욕(A_1) + 과식 유발 식욕(A_2)

우리가 느끼는 식욕(A)은 A_1과 A_2의 합계치다.

A_1과 A_2는 표면 아래에 있다. 현실적으로 느껴지지 않는다.

A_1과 A_2의 합계치인 A만 표면 위에 드러나 느껴진다.

우리는 현실적으로 A(식욕)만 느낀다.

A_1과 A_2는 의식적으로 분석해서 알 수 있을 뿐이다.

그런데 E_1에서 A의 만족도는 U_2이고, 계속 상승 중이다.

E_1에서 A_2의 상승분이 A_1의 하락분보다 크기 때문이다.

A_1과 A_2의 합계치인 A는 플러스 값을 가지고, 상승한다.

이런 과정은 상승분과 하락분이 같아질 때까지 계속된다.

E_2에서 A_2의 상승분과 A_1의 하락분이 같아진다.

E_2에서 A가 최고점 U_3에 이르고, 과식을 멈춘다.

여기서 더 먹으면 현실적으로 불쾌감이 느껴지기 때문이다.

E_1에서 E_2까지 A_1의 불쾌감이 생기지만 느껴지지 않는다.

A_2의 상승분이 A_1의 하락분을 상쇄하고도 남는다.

그래서 전체적으로는 먹을 때 쾌감만 느껴진다.

그 쾌감을 추구하는 행동이 과식하는 행동이다.

결국 우리는 E_1에서 E_2까지 과식하게 된다.

비만은 과식해서 얻은 에너지가 모여서 생긴다.

우리는 E_1에서 E_2까지 과식하기 때문에 그만큼 뚱뚱해진다.

Q. 표면적 사고를 벗어나면 비만은 어떤 의미를 가지는가?

A. 프랑스 철학자 푸코의 말에 따르면,

"18세기 말 이전에는 인간이 존재하지 않았다."[107]

인간이라는 게 없었다는 말이 아니라,

있는 그대로의 인간에 대한 의식이 없었다.

심층을 가진 인간이라는 개념이 의식에 들어오지 못했다.

마찬가지로 "지금 우리에게는 비만이 존재하지 않는다."

뚱뚱한 사람이 없다는 말이 아니라,

심층을 가진 비만이라는 개념이 의식에 들어오지 못한다.

투명하고 표면적인 비만의 개념이 있을 뿐,

비만의 생성과 작동을 담아낼 두께를 가진 개념이 없다.

비만의 실체를 잡아낼 지식의 틀이 없다.

그래서 우리는 18세기 이전의 사람들처럼 비만을 본다.

표면적인 개념이 실체와 같은 거라고 생각한다.

비만이라는 말이 바로 비만의 실체라고 말이다.

표면적 사고를 벗어나면 이런 사고방식을 벗어난다.

---

107 미셸 푸코, 《말과 사물》, 424~428쪽 참고. "인간은 지식의 조물주가 고작 200년 전에 만들어 낸 아주 최근의 피조물"이라고 푸코는 말한다. 이런 관점에서 보면 지금 우리에게는 아직 비만이라는 지식의 피조물이 존재하지 않는다. 우리에게 주어진 과제는 아직 존재하지 않는 비만이라는 피조물을 만들어 낼 지식의 장을 여는 거다.

비만의 표면을 뚫고 들어가 그 말의 실체를 파악한다.

표면 아래 심층에서 비만의 가능 조건을 찾는다.

여기서 중요한 문제는 "비만이 무엇이냐?"가 아니라,

"비만을 가능하게 만드는 힘이 무엇이냐?",

"그 힘은 어떤 조건에서, 어떻게 작동하냐?"

"표면에 드러나는 비만은 어떤 상태이냐?"에 있다.

자연적인 사물들은 대략 4가지로 분류할 수 있다.

무생물, 식물, 동물, 인간이다.

이들만 안정적인 에너지 유출입 방식을 얻는 데 성공했다.

그래서 자연적으로는 이 4가지 존재 방식만 존재한다.[108]

여기에 인간이 하나를 덧붙인다. 비만인이다.

그래서 우리 주위의 사물은 5가지 종류가 있다.

무생물, 식물, 동물, 인간, 비만인이다.

비만은 단순히 뚱뚱한 게 아니다.

인공적 기술로 새로운 에너지 유출입 방식을 만든 거다.

인공적으로 만들어 낸 생명의 존재 방식이다.

달리 말해 자연적인 존재 방식이 아니라는 말이다.

자연적으로 안정적인 에너지 유출입 상태가 아니다.

자연적으로는 불안정하다. 인공적 조건에 의해 안정적이다.

---

108 리처드 도킨스, 《이기적 유전자》, 58~61쪽 참고.

불안정하지만 인공적 조건에 의해 안정적인 준안정상태다.

인공적인 조건이 사라지면 함께 사라질 잠정적 안정상태다.

비만이 자연적 안정상태가 아니라는 점, 준안정상태라는 점,

이점이 다이어트에서 특히 중요하다.

비만이 준안정상태라는 사실이 함축하는 의미는

현재의 비만 상태 외에 자연적 안정상태가 있다는 거다.

인공적 조건을 제거하면 자연적 안정상태로 갈 수 있다.

그 상태는 자연적으로 안정적인 에너지 유출입 상태다.

자연적인 인간은 에너지 유출입이 안정되어 있다.

에너지 섭취량과 에너지 사용량이 일치한다.

에너지의 내부 유출이나 내부 유입이 없다. 안정적이다.

뚱뚱한 현대인도 에너지 유출입이 안정되어 있다.

에너지 섭취량과 에너지 사용량이 일치한다.

에너지의 내부 유출이나 내부 유입이 없다. 안정적이다.

하지만, 그 의미는 다르다.

자연적인 인간은 자연적으로 안정되어 있다.

뚱뚱한 현대인은 자연적으로 불안정한 상태에 있다.

인공적인 조건에 의해 잠정적으로 안정되어 있다.

[자연적인 인간의 에너지 유출입]

에너지 유출 = 에너지 사용(외부 유출)

에너지 유입 = 에너지 섭취(외부 유입)

에너지 사용 = 에너지 유출 = 에너지 유입 = 에너지 섭취

에너지 유출 = 에너지 유입

[뚱뚱한 현대인의 에너지 유출입]

에너지 유출 = 에너지 사용(외부 유출) +내부 유출

에너지 유입 = 에너지 섭취(외부 유입) +내부 유입

에너지 유출 = 에너지 유입

에너지 사용 +내부 유출 = 에너지 섭취 +내부 유입

자연적인 인간은 에너지의 내부 유출이 없다.

남는 에너지가 없고, 남는 에너지의 저장도 없다.

필요 이상으로 음식을 먹을 수 없기 때문이다.

내부 유출이 없기 때문에 몸에 저장된 에너지가 없다.

저장된 에너지가 없으니 내부 유입도 원칙적으로 없다.

몸 내부에서 끌어다 쓸 잉여에너지가 없는 거다.

에너지의 유출은 에너지의 사용(외부 유출)과 일치한다.

에너지의 유입은 에너지의 섭취(외부 유입)와 일치한다.

일시적으로는 에너지의 사용량과 섭취량이 다를 수 있다.

하지만, 곧 같아지는 방향으로 조정된다.

에너지 섭취량이 사용량보다 많아지면 고통을 느낀다.

필요 이상으로 먹을 수 없도록 진화해 버렸기 때문이다.

필요 이상으로 먹으면 배부름의 고통을 느낀다.

배부름의 고통 때문에 더 많이 먹을 수 없다.

반대로 섭취량이 사용량보다 적어져도 고통을 느낀다.

배고픔의 고통을 느끼고, 음식을 먹게 된다.

에너지 섭취량과 사용량은 다시 균형을 이루게 된다.

이때의 체중이 '자연적인 인간의 체중'이다.

내부 유출입이 없는 안정된 균형점이다.

그런데, 현대인은 일상적으로 요리된 음식을 먹는다.

요리된 음식은 자연적인 음식보다 더 맛있다.

과식을 유발한다. 현대인은 일상적으로 과식한다.

에너지 섭취량이 필요에너지양보다 많다.

남는 에너지가 내부 유출로 저장된다.

이때 섭취량은 사용량과 내부 유출량의 합계치와 같다.

몸에 지방 저장고가 생긴다. 쉽게 말해 뚱뚱해진다.

에너지가 부족할 때는 저장된 에너지를 사용한다.

에너지의 내부 유입으로 부족한 에너지를 보충한다.

이때 사용량은 섭취량과 내부 유입량의 합계치와 같다.

여기서 에너지의 섭취량과 사용량은 다르다.

하지만, 곧 같아지는 방향으로 조정된다.

과식해도 에너지가 계속 저장되는 게 아니다.

처음에는 많이 저장되지만, 점점 저장량이 줄어든다.

에너지가 저장되는 곳이 우리 몸의 내부이기 때문이다.

뚱뚱해지면 점점 몸이 무거워지고, 몸의 체적이 커진다.

심장은 피를 멀리 보내기 위해 더 강하게 뛰어야 하고,

소화와 체온유지를 위해 더 많은 에너지가 들어가고,

새로운 세포들도 더 많이 만들어져야 한다.

생명 유지를 위한 에너지 사용이 늘어난다.

팔다리는 무거운 몸을 움직이기 위해 힘을 더 써야 한다.

활동 에너지의 사용도 늘어난다.

이전과 같이 생활해도 사용되는 에너지양이 늘어난다.

이전과 같이 먹어도 여분의 에너지는 점점 줄어든다.

섭취량이 같아도 사용량이 늘어나기 때문이다.

저장되는 에너지도 점점 줄어든다. 이 과정이 반복된다.

남는 에너지가 영(0)이 되는 지점까지 살이 찐다.

결국 에너지 섭취량과 소비량이 같아지는 지점에 멈춘다.

에너지의 섭취량과 사용량이 균형을 이루게 된다.

이것이 뚱뚱해지는 과정이다.

이 균형점에서 에너지 섭취량은 에너지 사용량과 같다.

내부 유입이나 내부 유출이 없다.

에너지 유출입이 '안정된 균형점'에 도달한다.

이것이 현대인들이 음식을 먹는 방식이다.

현대인들이 여분의 에너지를 저장하는 방식이다.

이 새롭고 안정된 균형점이 바로 '현재의 체중'이다.

현재의 체중은 자연스럽지만, 인공적으로 만들어진 거다.

요리된 음식의 맛이 과식 행동을 유발하고,

그 과식 행동을 통해 유지되는 인공적인 균형점이다.

과식 행동이 유지되는 동안만 안정적이다.

'잠정적으로만 안정된 균형점'이다.

Q. 표면 아래의 힘들과 그 힘들의 관계를 안다는 게 다이어트에서는 어떤 의미를 가지는가?

A. 다이어트는 비만에서 벗어나려는 거다.

비만에서 벗어나려면 우선 비만이 뭔지 알아야 한다.

그래야 지금 우리가 '어디에 있는지', '어디로 가야 하는지',

그곳으로 가기 위해 '무얼 해야 하는지' 알 수 있다.

하지만 지금 우리는 이런 것들을 모른다.

방향도 모르고, 뭘 해야 하는지도 모른 채 다이어트한다.

지금 우리가 아는 다이어트 방법들은 모두 엉터리다.

기본적으로 잘못된 방법이다.

구조적으로 불가능한 방법으로 다이어트하고 있다.[109]

불가능한 방법이어서 실패할 수밖에 없다.

다만, 구조를 모르기 때문에 불가능하다는 사실조차 모른다.

불가능한 것을 하면서 가능할 거라고 착각한다.

지금처럼 다이어트하면 세 가지 문제가 생긴다.

고통스럽고, 건강을 해치고, 지속 가능하지 않다.

바른 다이어트 방법은 세 가지 점에서 다르다.

즐겁고, 건강하고, 지속 가능하다.

---

109 기존의 다이어트 방법들이 구조적으로 불가능하다는 점에 대한 설명은 김성훈,
《식욕만족 다이어트》, 252~289쪽을 참고하기 바란다.

잘못된 방법은 괴롭고, 건강을 해치고, 지속 불가능하다.
바른 다이어트 방법은 즐겁고, 건강하고, 지속 가능하다.

"왜 그럴까?"

왜 지금처럼 다이어트하면 문제가 생길까?

몸에 에너지가 부족하면 배고픔을 느낀다.

배고픔은 고통이고, 고통은 피하고 싶다.

그래서 배고프면 음식을 먹는다.

하지만 여기에는 중요한 예외가 있다.

음식을 먹는 건 음식이 있는 경우에만 가능하다.

음식을 먹고 싶다고 항상 음식이 있는 게 아니다.

에너지가 부족해도, 음식이 없으면 먹지 못한다.

기근(famine)이 바로 이런 상태다. 먹을 게 없다.

먹을 게 없으니 배고파도 먹을 수 없다.

배고파도 먹을 수 없으니 고통스럽다.

먹지 못하니 에너지가 계속 부족하다.

부족한 에너지를 몸의 어디에선가 가져와야 한다.

하지만 자연상태의 인간은 내부유출이 없다.

몸에 저장해 둔 잉여에너지가 없다.

몸을 구성하는 근육이나 지방을 분해해서 사용한다.

에너지의 내부 유입이 강제적으로 일어난다(강제 유입).

몸을 에너지로 바꿔 쓰기 때문에 건강이 나빠진다.

건강이 점점 나빠지다가 결국에는 굶어 죽는다.

여기에 기존 다이어트 방법의 '치명적인' 오류가 있다.

원래 인간은 과식 능력을 부여받지 못했다.

하지만, 현대인은 이미 과식 능력을 갖추었다.

에너지를 내부 유출해서 저장하고 있다.

다이어트는 내부 유출된 에너지를 사용하는 거다.

군살(내부 유출된 에너지)만 선별적으로 빼야 한다.

몸을 구성하는 근육이나 지방을 쓰면 안 된다.

그런데, 기존의 다이어트는 이걸 구별하지 않는다.

비만의 구조를 알지 못하기 때문이다.

자연적인 인간과 현대인의 차이를 인식하지 못한다.

에너지 유출입 방식 자체가 다르다는 사실을 모른다.

모르기 때문에 엉뚱한 짓을 한다.

기근 때 살이 빠지는 시스템을 다이어트에 적용한다.

강제적인 내부 유입을 일으키는 거다.

내부 유출이 없으면 원칙적으로 내부 유입도 없다.

자연적인 인간이 그렇다.

기근이 생기면 필요한 근육이나 지방을 분해한다.

몸을 구성하는 조직을 분해해서 생명을 유지한다.

건강을 희생해서 생명을 늘리는 거다.

'건강을 생존과 교환'하는 거다.

당연히 고통스럽다. 하지만 어쩔 수 없다.

살기 위해서는 어쩔 수 없이 해야 한다.

이런 교환을 하면 몸이 점점 망가진다.

생존을 위해 건강도 건강한 외모도 다 포기한다.

쉽게 말해 "굶어 죽어 가는 과정"이다.

이 죽음의 과정이 끝까지 진행되면 굶어 죽는다.

기존의 다이어트는 '굶어 죽어 가는 과정'을 재현한다.

'죽어 가는 과정'을 천천히 진행하는 거다.

이런 위험한 짓을 다이어트라는 이름으로 하고 있었다.

구조적으로 건강이 나빠질 수밖에 없다.

이게 현재 우리가 하는 잘못된 다이어트다.

비만의 본질을 알지 못해 엉뚱한 짓을 하는 거다.

다이어트를 이런 식으로 하면 안 된다.

비만의 본질을 먼저 분명히 알아야 한다.

현대인은 에너지 유출입 방식이 근본적으로 다르다.

몸에 이미 여분의 지방을 저장하고 있다.

'강제 유입'이 아니라 '내부 유입'을 해야 한다.

여분의 지방을 내부 유입으로 소진시켜야 한다.

바른 다이어트는 '저장된 에너지'(군살)만 소진시킨다.

군살이 다 소진되면 자연적으로 멈추게 된다.

점점 더 건강해지고, 점점 더 건강한 외모가 된다.

> 잘못된 다이어트는 고통과 죽음을 향해 가는 길이다.
> 바른 다이어트는 건강과 생명을 향해 가는 길이다.

현대인의 균형점은 잠정적이지만 이미 안정되어 있다.

에너지 유출입 구조에 의해 지지된다.

에너지 유출입구조가 바뀌지 않는 한 안정성을 유지한다.

억지로 음식 섭취를 줄이면 불안정한 상태가 된다.

그 상태를 유지해 줄 에너지 유출입구조가 없다.

불안정한 상태를 억지로 유지하면 고통스럽다.

다이어트를 그만두면 바로 회복되어 버린다.

그런 과정은 아무리 반복하더라도 마찬가지다.

적게 먹고, 많이 운동하면 요요가 생기는 이유다.

그런 방식의 다이어트는 구조적으로 유지될 수 없다.

바른 방법은 높은 균형점을 낮은 균형점으로 옮긴다.

균형점을 옮기려면 에너지 유출입구조를 조정해야 한다.

여기서 중요한 건 두 개의 식욕이 있다는 사실이다.

자연적인 식욕과 인공적인 식욕이다.

자연적인 식욕으로는 필요 이상 먹을 수 없다.

마음껏 먹어도 과식하지 못한다.

과식하면 배부름의 고통이 생기기 때문이다.

반면 인공적인 식욕은 그 본질이 식욕이 아니다.

먹으려는 욕구, 에너지를 보충하려는 욕구가 아니다.

쉽게 말해 인공적인 식욕은 '배고픔'이 아니다.

배고픔이나 배부름과는 관계없는 욕구다.

음식의 맛을 즐기고 싶은 욕구다.

> 잘못된 다이어트는 현재의 균형점에서 행동을 조정한다.
> 바른 다이어트는 낮은 균형점으로 균형점을 옮긴다.

비만은 과식의 결과다.

과식은 요리로 부여한 과식 유발 능력이 실현된 결과다.

과식 유발 능력이 작동하지 못하면 과식하지 못하게 된다.

과식하지 못하면 비만해질 수 없다.

비만한 상태를 유지할 수도 없다.

뚱뚱한 몸매를 유지하지 못하고 살이 빠진다.

구조의 힘이 작동하여 날씬한 몸매로 끌려간다.

중력이 땅으로 물체를 끌어당기듯이,

구조의 힘이 날씬한 몸매로 체중을 끌어당긴다.

> 잘못된 다이어트는 인공적인 힘을 이용한다.
> 바른 다이어트는 자연적인 힘을 이용한다.

현재 우리는 두 개의 식욕에 따라 음식을 먹는다.

자연적 식욕에 따라 필요한 에너지만큼 먹는다.

인공적 식욕에 따라 필요한 에너지 이상으로 과식한다.

전체 에너지 섭취량은 그 합계치다.

에너지 유출입구조가 바뀌면 과식이 사라진다.

과식이 사라지면 필요한 에너지만큼만 먹게 된다.

자연적인 인간이 먹는 것과 같은 구조로 먹게 된다.

현재의 체중은 과식으로 유지되는 체중이다.

필요한 만큼만 먹어서는 에너지가 턱없이 부족하다.

부족한 양만큼 내부 유입으로 보충한다.

저장된 지방을 녹여 에너지로 사용한다.

필요에너지는 계속 섭취하고 있어 강제 유입은 없다.

이번에는 살이 찔 때와 반대 현상이 일어난다.

몸에 저장된 지방을 활동 에너지로 쓰기 시작한다.

처음에는 저장된 에너지가 많이 사용된다.

하지만, 점점 몸이 가벼워지고, 몸의 체적이 작아진다.

심장은 피를 뿜어내는 부담이 적어지고,

소화와 체온유지에 들어가는 에너지도 줄어들고,

새로운 세포들을 만들어 내는 부담도 적어진다.

생명 유지를 위한 에너지 사용이 줄어든다.

몸이 가벼워져 활동 에너지의 사용도 줄어든다.

저장된 지방을 사용하는 양도 점점 줄어든다.

이 과정이 반복된다.

결국 부족한 에너지가 영(0)이 되는 지점에 이른다.

에너지 섭취량과 소비량이 같아지는 지점이다.

이 지점에서 에너지 내부 유입이 멈춘다.

이것이 바른 다이어트로 날씬해지는 과정이다.

이 균형점에서 에너지 섭취량은 에너지 사용량과 같다.

내부 유입이나 내부 유출이 없다.

다시 에너지 유출입이 '안정된 균형점'에 도달한다.

새롭게 안정된 균형점은 자연적인 인간의 균형점이다.

다이어트는 날씬한 몸매를 억지로 만드는 게 아니다.

인공적 구조를 제거해서 자연적 구조로 돌아가는 거다.

원래 자연으로부터 부여받은 몸매로 돌아가는 거다.

이게 바른 다이어트가 가야 할 방향이다.

구체적 설명을 위해 그래프를 보자.

앞에서 A_1과 A_2의 대립이 A(식욕)를 만드는 과정을 보았다.

바른 다이어트를 위해서는 다시 그 아래 단계로 들어간다.

A_1(과식을 억제하는 식욕) 아래에도 2개의 힘이 있다.

a_1(먹을 때 쾌감을 주는 힘)과 a_1'(불쾌감을 주는 힘)다.

a_1과 a_1'의 대립이 A_1을 만든다.[110]

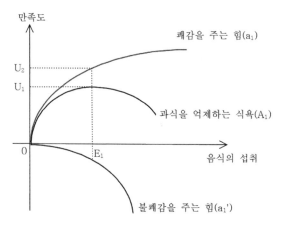

A_1은 a_1과 a_1'의 합계치다.

a_1은 음식을 먹을 때 배고픔이 사라지는 기쁨(쾌감)이다.

배고픔은 불쾌하다. 반대로 배고픔이 사라지는 건 쾌감이다.

---

110 A_1(과식을 억제하는 식욕), a_1(먹을 때 쾌감을 주는 힘), a_1'(먹을 때 불쾌감을 주는 힘)의 그래프를 도출하는 과정은 설명할 내용이 많고 복잡해 여기서 설명하기에는 부적절하다. 관심 있는 사람은 김성훈, 《식욕만족 다이어트》, 142~171쪽을 참고하기 바란다.

a_1'는 소화 노동이 주는 불쾌감이다.

음식을 소화할 때 우리 몸은 노동한다.

소화하는 노동이 불쾌감을 만든다.

과식을 억제하는 식욕(A_1)

= 쾌감을 주는 힘(a_1) + 불쾌감을 주는 힘(a_1')

이 두 힘이 합쳐져 A_1(과식을 억제하는 식욕)을 만든다.

배고플 때는 a_1의 상승분이 a_1'의 하락분보다 크다.

배고픔의 고통이 소화 노동의 고통보다 크기 때문이다.

a_1의 상승분이 a_1'의 하락분보다 커서 A_1이 상승한다.

하지만 음식을 먹으면 먹을수록 점점 그 관계가 바뀐다.

배고픔이 사라지면서 배고픔의 고통이 줄어든다.

배고픔의 고통이 사라지는 기쁨(쾌감)도 줄어든다.

a_1의 상승분이 점점 줄어든다.

반면 먹을수록 소화 노동의 불쾌감은 늘어난다.

a_1'의 하락분이 점점 커진다.

E_1에서 a_1의 상승분과 a_1'의 하락분이 일치한다.

A_1이 상승하지만 점점 줄어들다가 E_1에서 최고점에 이른다.

E_1에서 음식을 더 먹으면 쾌감보다 불쾌감이 더 크다.

전체적으로 먹는 행동이 불쾌감으로 느껴진다.

그래서 E_1에서 먹는 행동을 멈추게 된다.

E_1을 넘어서 과식하지 못하게 된다.

A_1이 과식을 억제하는 힘으로 작동한다.

A_2(과식을 유발하는 식욕) 아래에도 다시 2개의 힘이 있다.

a_2(먹을 때 쾌감을 주는 힘)과 a_2'(쾌감을 억제하는 힘)다.

a_2와 a_2'의 대립이 A_2를 만든다.

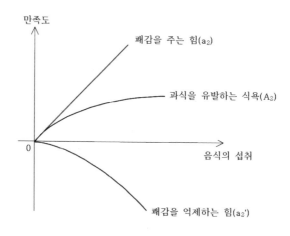

A_2는 a_2와 a_2'의 합계치다.

a_2는 식품생산자가 식품에 부여한 인공적인 힘이다.

식품생산자는 요리 기술을 통해 맛있는 식품을 생산한다.

요리된 식품은 자연적인 음식물보다 더 맛있다.

식품은 자연적인 쾌감보다 더 큰 즐거움(쾌감)을 준다.

먹을 때 느끼는 그 즐거움이 과식 행동을 유발한다.

a_2'는 감각 인상의 순응 현상을 만드는 자연적인 힘이다.

우리는 자연적으로 익숙한 정보에 무덤덤해진다.

아무리 맛있는 음식도 계속 먹으면 즐겁지 않다.

이 힘에 의해 식품이 쾌감을 주는 힘(a_2)이 점점 사라진다.

과식을 유발하는 식욕(A_2)

= 쾌감을 주는 힘(a_2) + 쾌감을 억제하는 힘(a_2')

이 두 힘이 합쳐져 A_2(과식을 유발하는 식욕)를 만든다.

처음에는 a_2의 상승분이 a_2'의 하락분보다 크다.

식품의 정보가 아직 신선하기 때문이다.

a_2의 상승분이 a_2'의 하락분보다 커서 A_2가 상승한다.

하지만 식품을 먹으면 먹을수록 점점 그 관계가 바뀐다.

식품을 먹어도 a_2의 상승분은 변하지 않는다.

a_2가 즐거움(쾌감)을 주는 힘은 계속 상승한다.

반면 식품을 먹을수록 정보의 신선함이 사라진다.

a_2'의 하락분이 점점 커져 a_2의 상승분과 비슷해진다.

A_2가 상승하지만 점점 줄어들다가 수평선에 가까워진다.

식품의 정보에 익숙해지면서 점점 무덤덤해진다.

식품의 정보가 주는 즐거움도 줄어 영(0)에 가까워진다.

전체적으로는 A_2가 과식을 유발하는 힘으로 작동한다.

하지만 과식을 유발하는 힘의 강도는 점점 약해진다.

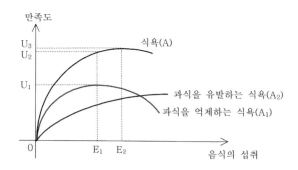

지금 우리는 다이어트할 때 식욕(A)을 직접 조정한다.

이미 만들어져 표면에 드러난 힘을 억지로 조정한다.

그래서 다이어트 과정이 고통스럽다.

이 고통에서 벗어나려면 표면 아래의 힘을 조정해야 한다.

A를 A_1으로 낮추기 위해 A_2를 영(0)으로 낮춘다.

A_2를 영(0)으로 낮추기 위해 a_2'를 $-a_2$로 낮춘다. [111]

---

111 쾌감을 주는 힘의 반대 값($-a_2$)을 나타내는 점선은 쾌감을 주는 힘(a_2)의 마이너스 값을
나타내는 가상의 선이다.

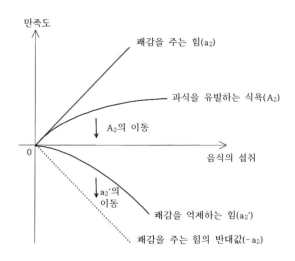

만족도

패감을 주는 힘(a_2)

과식을 유발하는 식욕(A_2)

↓ A_2의 이동

0

음식의 섭취

↓ a_2'의 이동

패감을 억제하는 힘(a_2')

패감을 주는 힘의 반대값($-a_2$)

그 결과 a_2와 a_2'의 합계치인 A_2가 영(0)이 된다.

과식하는 행동에서 쾌감이 사라지고,

과식 행동을 유발하는 식욕(A_2)이 사라진다.

A_2가 사라지면 A_1과 A_2의 합계치인 A가 A_1과 같아진다.

A가 A_1과 같아지면 E_1을 넘어서 과식할 수 없다.

과식하면 불쾌감이 현실적으로 느껴지기 때문이다.

과식을 억제하는 힘(A_1)이 실현조건을 갖추고,

현실적으로 드러난다.

과식하지 못하면 현재의 비만 상태를 유지할 수 없다.

비만은 과식 행동을 통해 유지되는 준안정상태다.

준안정상태는 자연적으로는 불안정한 상태다.

인공적인 조건에 의해서만 유지되는 잠정적인 안정상태다.

그 인공적인 조건이 제거되면 다시 불안정해진다.

안정성을 잃게 되고, 불안정상태를 유지하지 못한다.

불안정한 상태를 유지해 줄 심리적 구조가 없기 때문이다.

비만이라는 불안정한 구조가 붕괴된다.

우리는 원하건 원하지 않건 날씬한 몸매로 끌려간다.

끌려가서 날씬한 몸매의 감옥에 갇혀 버린다.

다시 비만 구조를 만들어 내기 전까지는 벗어나지 못한다.

이것이 바른 다이어트의 기본적인 방향이다.

이런 방향이 정해져야 구체적인 방법이 생긴다.

a_2'를 조정하려면 다시 a_2와 a_2'의 본질을 알아야 한다.

a_2의 본질은 먹을 때 즐거움을 느끼게 만드는 힘이다.

식품생산자가 식품에 부여한 매력적인 맛이다.

a_2'의 본질은 먹을 때 생기는 즐거움을 억제하는 힘이다.

우리가 유전적으로 부여받은 심리적 힘이다.

동일한 자극에 점점 무감각해지는 심리적 경향이다.

이를 이용해서 즐거운 다이어트 방법을 찾는다.

식욕을 억누르기 위해 고통을 참는 게 아니라,

식욕을 만드는 힘을 조정하는 방법을 찾는다.

식품의 맛이 작동하는 조건을 검토하고,

그중에서 조정할 수 있는 조건을 찾아낸다.

식품의 매력적인 맛도 일종의 자극이다.

반복되면 점점 무뎌진다. 무덤덤해질 때까지 반복한다.

아프거나 슬프거나 너무 배부르면 매력적이지 않다.

아프거나 슬프거나 배부른 것처럼 뇌를 속인다.

더 매력적인 대상이 나타나면 더 이상 매력적이지 않다.

더 매력적인 식품을 제공해서 주의를 흩어 놓는다.

이제 고통의 문제가 눈에 보이게 드러난다.

바른 다이어트는 a_2'를 조정해서 A_2가 사라지게 하고,

그 결과 A(식욕)가 A_1과 같아지게 만든다.

반면 지금 우리는 다이어트할 때 A를 직접 억누르려 한다.

문제는 A_1과 A_2가 A를 만드는 구조를 모르기 때문에,

A를 억누르려는 행동이 실제로는 a_1을 억누르게 된다.

쉽게 말해 자연적인 식욕을 억눌러 적게 먹는다.

기근 때 굶어 죽어 가는 과정을 재현한다.

a_1 그래프에서 그래프를 따라 왼쪽 아래로 이동한다.

그 결과 A_1도 그래프를 따라 왼쪽 아래로 이동한다.

왼쪽으로 가니 음식을 적게 먹어 살이 빠지지만,

아래로 가니 고통을 피할 수 없다.

필요한 에너지를 공급하지 못해 건강이 나빠진다.

그만두면 다시 원래 상태로 회복된다.

잘못된 다이어트 방법이다.

비유하자면 오른쪽 다리(A_2)가 아파서 병원에 갔는데,

왼쪽 다리(A_1)를 수술하는 것과 같다.

황당한 일이다. 하지만 뭐가 잘못되었는지 모른다.

의사도 모르고, 환자도 모른다. 이런 일이 계속된다.

잊지 마라! 다이어트와 고통은 관계없다.

지금까지는 그저 몰라서 고통받은 것뿐이다.

이제 그 고통에서 벗어나야 할 때가 되었다.

고통으로는 아무것도 얻을 수 없다

고타마 싯다르타는 고대 인도의 카필라 성 왕자였다.
왕자였던 그는 인간적인 쾌락이 무상함을 알게 되었고,
생로병사의 고통에서 벗어나는 길을 깨닫기 위해,
왕자의 지위를 버리고 출가하여 수행자가 되었다.
고타마는 여러 스승을 찾아 수행하는 방법을 배웠고,
단식과 고행을 통해 높은 깨달음을 얻으려 했다.
삼씨 하나, 쌀 한 톨로 하루를 연명했다.
그의 몸이 점점 말라 뼈와 가죽만 남았다.
낡은 수레가 허물어지듯 그의 건강도 허물어졌다.
생사의 경계를 넘나드는 고행을 했지만, 모두 허사였다.

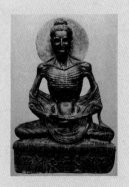

[고타마의 고행상]

6년의 고행 끝에 그는 마침내 하나의 깨달음을 얻었다.

"이런 방법으로는 깨달을 수 없다."

"반드시 다른 길이 있을 것이다."

잘못된 고행이 무의미하다는 깨달음이었다.

고행을 멈추고 숲에서 나와 우유죽을 얻어먹었다.

기운을 차린 후 다시 수행하여 바른 깨달음을 얻었다.

인간적인 쾌락에 탐닉하는 삶에서도,

무익한 고행을 추구하는 삶에서도 벗어났다.

그렇게 해서 고타마는 깨달은 자, 부처가 되었다.

고타마에게는 두 개의 길이 있었다.

하나는 인간적인 쾌락에 탐닉하는 길이다.

다른 하나는 쾌락을 억누르고 고행하는 길이다.

그는 왕자에서 수행자가 되어 첫 번째 길을 벗어났다.

두 번째 길이 바른길이라 생각했지만, 아니었다.

고행은 고통을 줄 뿐 깨달음을 주지 않았다.

잘못된 길이라는 걸 깨달아 두 번째 길에서도 벗어났다.

쾌락에서도, 고행에서도 벗어난 제3의 길.

중도(中道)를 통해 깨달음을 얻고 모든 고통에서 벗어났다.

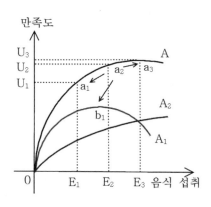

우리에게도 두 개의 길이 있다.

지금 우리는 식욕 위에 있는 한 점(a_2)에 있다.

표면적인 사고는 식욕의 표면(A)만 볼 수 있다.

표면(A)은 우리에게 두 개의 길을 보여 준다.

하나는 음식을 먹는 즐거움에 탐닉하는 길($a_2 \rightarrow a_3$)이다.

a_2에서 식욕의 표면을 따라 오른쪽 위(a_3)로 간다.

다른 하나는 먹는 즐거움을 억지로 참는 길($a_2 \rightarrow a_1$)이다.

a_2에서 식욕의 표면을 따라 왼쪽 아래(a_1)로 간다.

먼저 먹고 싶은 대로 먹고 살면($a_2 \rightarrow a_3$) 즐겁다.

음식을 먹을 때 만족도가 늘어난다($U_2{\rightarrow}U_3$).

동시에 음식 섭취량도 늘어난다($E_2{\rightarrow}E_3$).

비만해지고 비만의 고통을 피할 수 없다.

이 비만의 고통을 피해기 위해 다이어트를 한다.

억지로 적게 먹는다($a_2{\rightarrow}a_1$). 살이 빠지고 날씬해진다.

하지만 만족도가 줄어드는 고통($U_2{\rightarrow}U_1$)을 피할 수 없다.

그 모습은 흡사 고행하는 수행자와 같다.

깨달음을 얻기 위해 고통을 감수하는 수행자처럼,

날씬해지기 위해 고통을 묵묵히 받아들인다.

고행의 고통이 바른 깨달음을 주지 않는 것처럼,

배고픔의 고통은 우리가 원하는 걸 주지 않는다.

고통은 그저 고통일 뿐이다.

고통으로 가는 길에서 벗어나야 한다.

표면(A)에 갇혀 있으면 두 개의 길밖에 없다.

어느 쪽으로 가도 결국은 고통이다.

표면에서 식욕이나 비만은 고정된 것으로 보인다.

변하지 않는 상수처럼 느껴진다. 벗어날 길이 없다.

여기서 벗어나려면 이제껏 보지 않았던 걸 봐야 한다.

듣지 않았던 걸 듣고, 생각하지 않았던 걸 생각해야 한다.

그래서 우리 삶의 방식을 바꿔야 한다.[112]

표면(A)에서 벗어나면 새로운 길($a_2 \rightarrow b_1$)이 열린다.

끓고 있는 식욕을 잠재워 식욕이 사라진다.

식욕이 만들어 내는 고통도 사라진다.

벗어나고 말고 할 것도 없이 고통에서 벗어난다.

바른 다이어트는 이렇게 고통에서 벗어나는 거다.

비만의 고통에서도 다이어트의 고통에서도 벗어난다.

자연스럽고, 당연해 보이는 세계에서 벗어나,

자연적인 세계, 원래 우리가 속한 세계로 돌아간다.

지금은 그게 멀고, 새롭고, 낯설게 느껴진다.[113]

하지만 그건 먼 곳에 있지 않다.

바로 여기, 우리의 삶 속에 있다.[114]

새롭지 않다.

우리가 태어나기 전부터 함께 있었다.

낯설지 않다.

늘 우리에게 말을 걸어오고 있다.

---

112 미셸 푸코, 《말과 사물》, 446~449쪽 참고.

113 프리드리히 니체, 《도덕의 계보》, 337~338쪽 참고.

114 언표는 은폐된 채 있지만, 단지 우리가 그 추출조건에 이르지 못한 상태에서만 그렇다. 그리고 반대로 우리가 그런 조건들에 도달하자마자 언표는 즉시 거기에 있으면서 모든 것을 말한다(질 들뢰즈, 《들뢰즈의 푸코》, 89쪽).

지식은 만들어지는 게 아니라 재발견되는 거다.[115]

늘 보아왔지만 보지 못했던 걸 보기만 하면,

늘 들어왔지만 듣지 못했던 걸 듣기만 하면,

늘 느껴왔지만 생각하지 못했던 걸 생각하기만 하면,

가장 먼 것이 가장 가깝고,

가장 새로운 것이 가장 오래되었고,

가장 낯선 것이 가장 익숙하다. (끝)

---

115 미셸 푸코, 《임상의학의 탄생》, 106쪽.

[식욕 구조의 개요도]

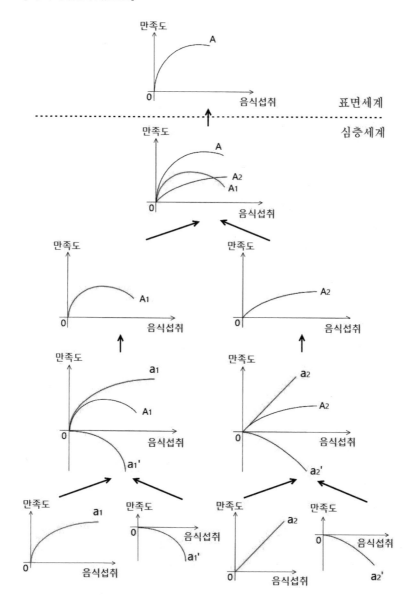

[참고문헌]

김성훈 지음, 《식욕만족 다이어트》, 좋은땅, 2020. 11. 30.

김성훈 지음, 《하마터면 평생 뚱뚱하게 살 뻔했네!》, 좋은땅, 2021. 6. 21.

데스먼드 모리스 지음, 김석희 옮김, 《털 없는 원숭이》, 정신세계사, 1991. 6. 22.

데즈먼드 모리스 지음, 과학세대 옮김, 《맨워칭》, 도서출판 까치, 1996. 3. 20.

데이비드 버스 지음, 이충호 옮김, 《진화심리학》, ㈜웅진씽크빅, 2012. 6. 13.

데이비드 흄 지음, 김성숙 옮김, 《인간이란 무엇인가》, 동서문화사, 2016. 11. 30.

래리 랜덜 레이 지음, 홍기빈 옮김, 《균형재정론은 틀렸다》, ㈜한솔수북, 2017. 12. 18.

리 골드먼 지음, 김희정 옮김, 《진화의 배신》, 부키(주), 2019. 1. 25.

리처드 도킨스 지음, 홍영남 옮김, 《이기적 유전자》, 을유문화사, 2006. 11. 25.

리처드 랭엄 지음, 조현욱 옮김, 《요리 본능》, ㈜사이언스북스, 2011. 10. 14.

마르셀 프루스트 지음, 김창석 옮김, 《잃어버린 시간을 찾아서 1권》, ㈜국일출판사, 1998.
2. 28.

마르셀 프루스트 지음, 김창석 옮김, 《잃어버린 시간을 찾아서 11권》, ㈜국일출판사, 1998.
2. 28.

마르틴 하이데거 지음, 이기상 옮김, 《존재와 시간》, 까치글방, 1998. 2. 25.

마이클 모스 지음, 최가영 옮김, 《배신의 식탁》, 명진출판(주), 2013. 10. 28.

모리스 메를로-퐁티 지음, 남수인·최의영 옮김, 《보이는 것과 보이지 않는 것》, 동문선,
2004. 6. 20.

미셸 푸코 지음, 양창렬 옮김, 《지식의 의지에 관한 강의》, 도서출판 난장, 2017. 9. 25.

미셸 푸코 지음, 이정우 옮김, 《담론의 질서》, 도서출판 새길, 1993. 10. 25.

미셸 푸코 지음, 이정우 옮김, 《지식의 고고학》, ㈜민음사, 1992. 8. 1.

미셸 푸코 지음, 심세광·전혜리·조성은 옮김, 《생명관리정치의 탄생》, 도서출판 난장,
2012. 9. 3.

미셸 푸코 지음, 심세광·전혜리·조성은 옮김, 《안전, 영토, 인구》, 도서출판 난장, 2011. 8.
22.

미셸 푸코 지음, 이규현 옮김, 《말과 사물》, ㈜민음사, 2012. 2. 29.

미셸 푸코 지음, 홍성민 옮김, 《임상의학의 탄생》, 이매진, 2006. 7. 28.

밀란 쿤데라 지음, 이재룡 옮김, 《참을 수 없는 존재의 가벼움》, 2008. 8. 1.

베르길리우스 지음, 천병희 옮김, 《아이네이스》, 도서출판 숲, 2007. 4. 20.

아힘 페터스 지음, 이덕임 옮김, 《다이어트의 배신》, 에코리브르, 2013. 12. 20.

앙리 베르그송 지음, 이광래 옮김, 《사유와 운동》, 문예출판사, 2015. 3. 10.

앙리 베르크손 지음, 최화 옮김, 《창조적 진화》, 도서출판 자유문고, 2020. 10. 20.

알베르 카뮈 지음, 권오석 옮김, 《시지프의 신화》, 홍신문화사, 1988. 11. 30.

윌리엄 제임스 지음, 정양은 옮김, 《심리학의 원리 3》, 아카넷, 2005. 6. 25.

재레드 다이아몬드 지음, 강주헌 옮김, 《어제까지의 세계》, 김영사, 2013. 5. 9.

조셉 르두(Joseph LeDoux) 지음, 최준식 옮김, 《느끼는 뇌》, ㈜학지사, 2006. 7. 24.

존 매쿼이드 지음, 이충호 옮김, 《미각의 비밀》, ㈜문학동네, 2017. 2. 6.

존 바그 지음, 문희경 옮김, 《우리가 모르는 사이에》, 청림출판(주), 2019. 5. 3.

지그문트 바우만·미켈 H. 야콥슨·키스 테스터 지음, 노명우 옮김, 《사회학의 쓸모》, 서해문
　　집, 2015. 10. 15.

질 들뢰즈 지음, 권영숙·조형근 옮김, 《들뢰즈의 푸코》, ㈜새길, 1995. 11. 15.

질 들뢰즈 지음, 김상환 옮김, 《차이와 반복》, ㈜민음사, 2004. 3. 20.

질 들뢰즈 지음, 박정태 옮김, 《들뢰즈가 만든 철학사》, ㈜이학사, 2007. 9. 28.

질 들뢰즈·펠릭스 가타리 지음, 김재인 옮김, 《천 개의 고원》, 새물결 출판사, 2001. 6. 30.

질 들뢰즈·펠릭스 과타리 지음, 김재인 옮김, 《안티 오이디푸스》, ㈜민음사, 2014. 12. 1.

프란츠 카프카 지음, 심형민 옮김, 《성》, 일신서적출판사, 1994. 9. 10.

프랑수아 케네 지음, 김재훈 옮김, 《경제표》, 지식을 만드는지식, 2010. 7. 15.

프리드리히 니체 지음, 김정현 옮김, 《선악의 저편·도덕의 계보》, 책세상, 2002. 2. 10.

프리드리히 니체 지음, 이진우 옮김, 《유고(1870년~1873년)》, 책세상, 2001. 4. 5.

프리드리히 니체 지음, 정경석 옮김, 《짜라투스트라는 이렇게 말했다》, ㈜삼성출판사,
　　1983. 5. 10.

프리츠 펄스(Fritz Perls) 지음, 최한나·변상조 옮김, 《펄스의 게슈탈트 심리치료》, ㈜학지
　　사, 2013. 1. 15.

한나 아렌트 지음, 홍원표 옮김, 《정신의 삶: 사유와 의지》, ㈜도서출판 푸른숲, 2019.
　　6. 7.

허버트 마르쿠제 지음, 김현일·윤길순 옮김, 《이성과 혁명》, 도서출판 중원문화, 1984. 4.
　　30.

헨리 히그스 지음, 김기태·배승진 옮김, 《프랑소와 케네와 중농주의자》, 비봉출판사, 1994.
10. 25.